月曜断食 ビジュアル BOOK

Harriet Ginza 総院長
関口 賢

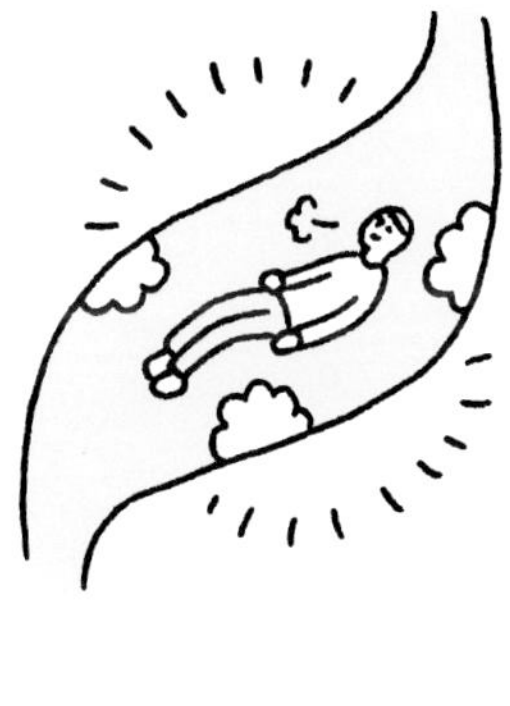

文藝春秋

目次

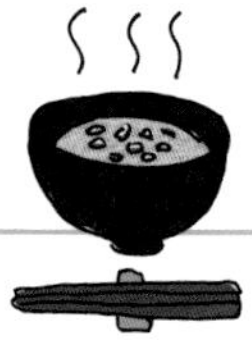

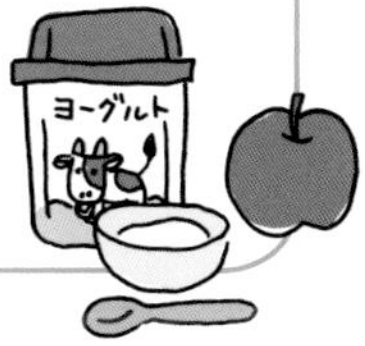
ヨーグルト

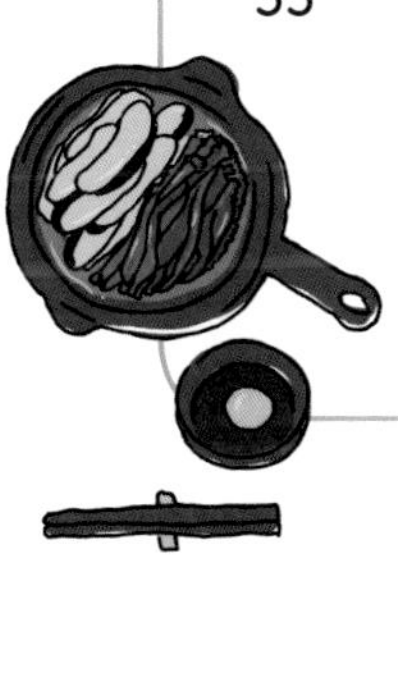

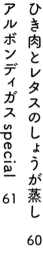

こんな悩みを抱えた方へ

- 人生でいろいろなダイエット法を試してきたが、思うようにやせられない
- ダイエットで体重が減っても、すぐにリバウンドしてしまう
- ここ数年、体重は増える一方で、なかなか疲れがとれない
- いつも体が重だるくて、やる気が湧いてこない……

でも、大丈夫。
最強の体質改善プログラム
「月曜断食」で
内臓脂肪もスッキリ！
体が生まれ変わります。

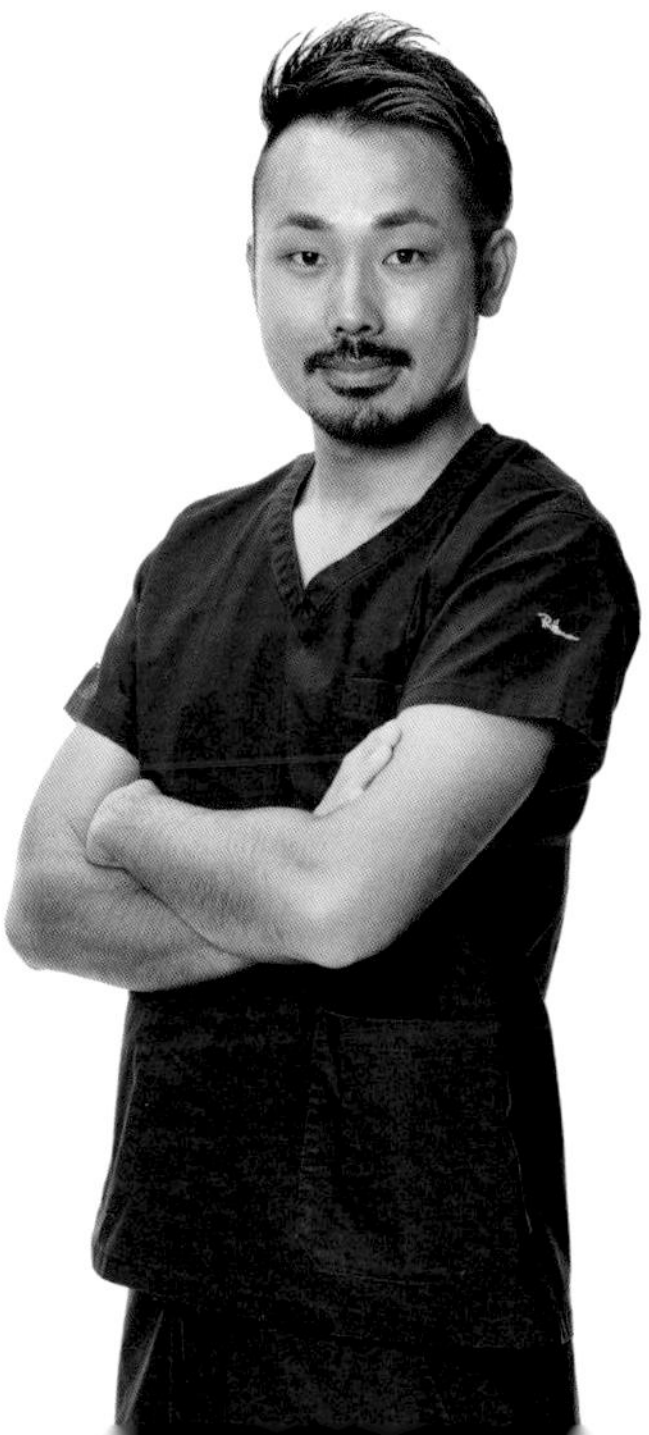

PROLOGUE

食べすぎこそ万病の元

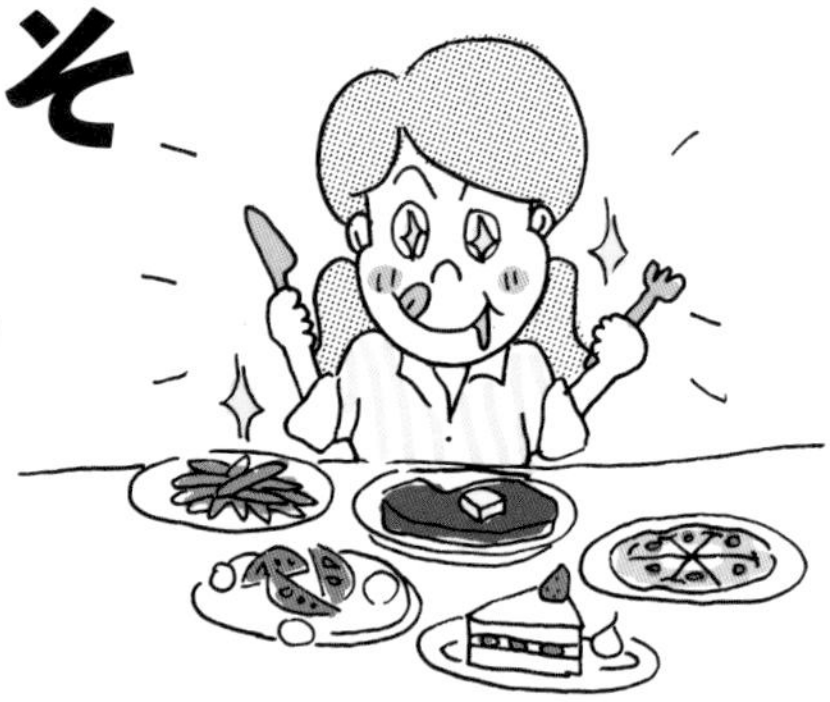

現代人の多くは「食べすぎ」です。「栄養」をたっぷり摂ることが健康につながると思って、毎食お腹いっぱいに食べている方が多く見受けられます。

しかし、メタボリックシンドロームや脂質異常症、糖尿病はもとより、イライラやうつっぽさなどのメンタルのトラブル、重い肩こりや腰痛、アレルギー、生理不順や肌荒れなどの体の不調——これらの原因にも「食べすぎ」が深く関係しています。

高カロリー・高脂質の食べ物を大量に摂っている現代人は、日々、胃腸を痛めつけています。**腸内環境が荒れたまま食べすぎを繰り返していると、体に内臓脂肪がたっぷりとたまる肥満体質になるのみならず、免疫力が低下してさまざまな病気の呼び水になります。**これが万病の元。

見た目が明らかに太っている方は食べすぎを自覚しやすいのですが、いまは体型的には普通なのに体脂肪率がけっこう高い〝隠れ肥満〟の方も多くいます。左のチェックシートで、いまの自分がどれくらい食べているか、確認してみてください。

断食は、食べすぎによって酷使してきた胃腸を休め、体が本来の機能を取り戻すことで体調を整える、東洋医学で古くから行われてきた養生法です。

僕は自身の鍼灸治療院で長年、断食指導をしてきましたが、それを現代人の生活環境に合わせて誰でも安全に実践しやすくアレンジしたのが、「月曜断食」です。前著『月曜断食』の大反響を受けて、本書ではさらに簡単に、さらに効果を実感しやすくバージョンアップしました。

月曜断食はダイエット法である以前に、体を整えて、本来の回復力を引き出すことを目的としたものです。綺麗にやせられたうえ、長年抱えていた不調も消えた！　そんな感動の声を多くの方々からいただいています。

胃腸の“お疲れ度”チェックシート

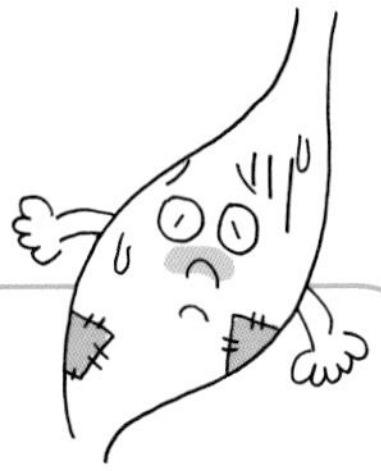

食生活編

□ 舌についているコケが白くて厚みがある、または、黄色っぽい
□ 毎食、お腹いっぱいになるまで食べる
□ それほど空腹ではなくても、時間がくれば食事をする
□ 毎日、夕食に炭水化物（白米、麺類、粉物、パンなど）を食べている
□ 食間におやつを食べるのが習慣になっている
□ ハンバーグセットやとんかつ定食くらいならペロリと完食できる
□ 夕食後、２時間以内に就寝することがよくある

体調編

□ 食習慣や生活スタイルは変わっていないのに、毎年、体重が増えている
□ 風邪をひきやすくなった
□ 疲れやすくなった、または、寝てもなかなか疲れがとれない
□ 以前はなかった、手足やお腹の冷えを感じるようになった
□ 昼食後に眠たくなる、または、以前よりも昼食後の眠気が強くなった
□ ここ数年のうちに、花粉症や食べ物のアレルギーを発症した
□ 以前よりもイライラしやすくなった

- 食生活編に1つでもチェックがついたら、食べすぎです。
2つ以上なら胃腸がかなり疲れている可能性が大。
- 体調編に1つでもチェックがついたら、胃腸の働きが低下しているサインです。
2つ以上なら、大きな病気を呼び込みやすい状態です。

全国から寄せられた体験者たちのリアルボイス！

体重 −13kg 体脂肪率 −6％（8カ月）
なんとなくいつも不調、がスッキリ！　毎日出ていた原因不明の蕁麻疹《じんましん》が、月曜断食をはじめて2カ月目以降、まったく出なくなりました！　そして、今年は花粉症が楽!!　私にとって月曜断食は、体質改善を実感できる、いい生活習慣です。（30代女性・ぷくさん）

体重 −13kg 体脂肪率 −5.5％（5カ月）
一番変化したと思うのは 更年期障害（ほてり、頭痛、冷え、めまい等）が楽になったこと！ もともと偏頭痛持ちでしたが、月曜断食をはじめてからほぼ出てないです。特別なことをしなくても、週に一度の断食と、ゆる〜い糖質制限でちゃんとやせるのがわかったので、もし、やめてもまた戻れると思いました。（50代女性・みぽさん）

eriさん（42歳）
体重 59.0kg → 50.0kg −9.0kg
体脂肪率 34.0％ → 23.0％　−11％（4カ月）
毎日、菓子パン、お菓子とコーヒーの無限ループだったので、3回目の不食日まではめまいでグラグラ、眠気と頭痛もひどかったです。支えは、最初の1週間で2kg減り、続ければ絶対に体重が落ちると信じられたこと。体重の減少とともに日中のだるさや眠気が消失！　若い頃から何十年も悩まされてきた、極度のむくみ体質が改善されたのは衝撃でした。ただ座っているだけで指先がジンジンするほどむくんでいたのが、いまでは毎日スッキリです！

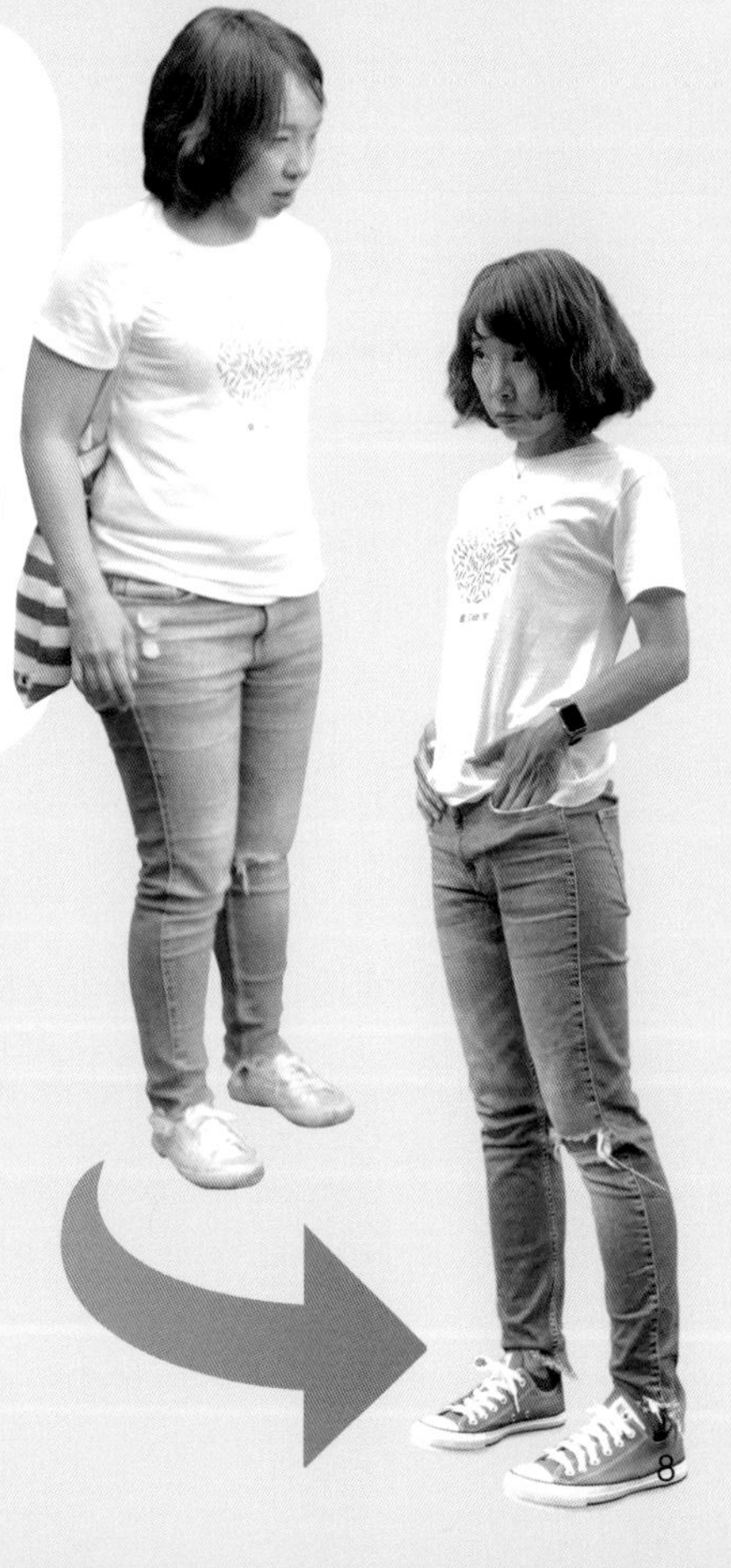

体重 −15kg 体脂肪率 −7.7％（2カ月半）
ずっと肥満で生きてきた私に差した光！ 偏頭痛や膝の痛みを感じなくなりました。普通体型になって自信を持つことができ、堂々と笑えるようになりました。何をするのも楽しく、素直に人を褒められるようになりました。何よりも、今の自分がとても好きです。（30代女性・ゆうちぃさん）

体重 −18.2kg 体脂肪率 −16.9%（10カ月）

最初の1カ月で5kg、次の1カ月でさらに5kg落ち、その後は月イチ断食でゆるゆる継続中。途中から夫も参加して10kg減。なんと、夫婦で28kgも減りました！　服が普通のMサイズに戻ったのが嬉しくてしょうがないです。寝付きの悪さも解消されましたし、朝もスッキリ。この冬は夫婦共にインフルエンザにも風邪にも珍しくかからず、免疫力も上がっているように思います。（30代女性・おにぎりさん）

体重 −15kg 体脂肪率 −3%（1カ月）

胃腸の調子が非常に良くなった！　よく眠れるようになり、肌もすべすべになりました。単純に体重が減るというよりは、食や体に対する新しい考え方を手に入れた感じです。頭がすっきりし、仕事もはかどるようになりました。（50代男性・Nさん）

もとがや真理子さん（53歳）

体重 56.5kg → 46.2kg −10.3kg

体脂肪率 31.3%→ 23.4%　−7.9%（4カ月）

「40代の体重に戻れたら」と軽い気持ちではじめた月曜断食ですが、30代、20代をあっさり通り過ぎ、中学生まで時間が巻き戻りました。むくみと便秘が解消され、腰痛対策のコルセットともお別れできました。今は、食べすぎたら夜断食で体重をキープ。少し増えてもすぐに戻せるから、ノーストレスです。

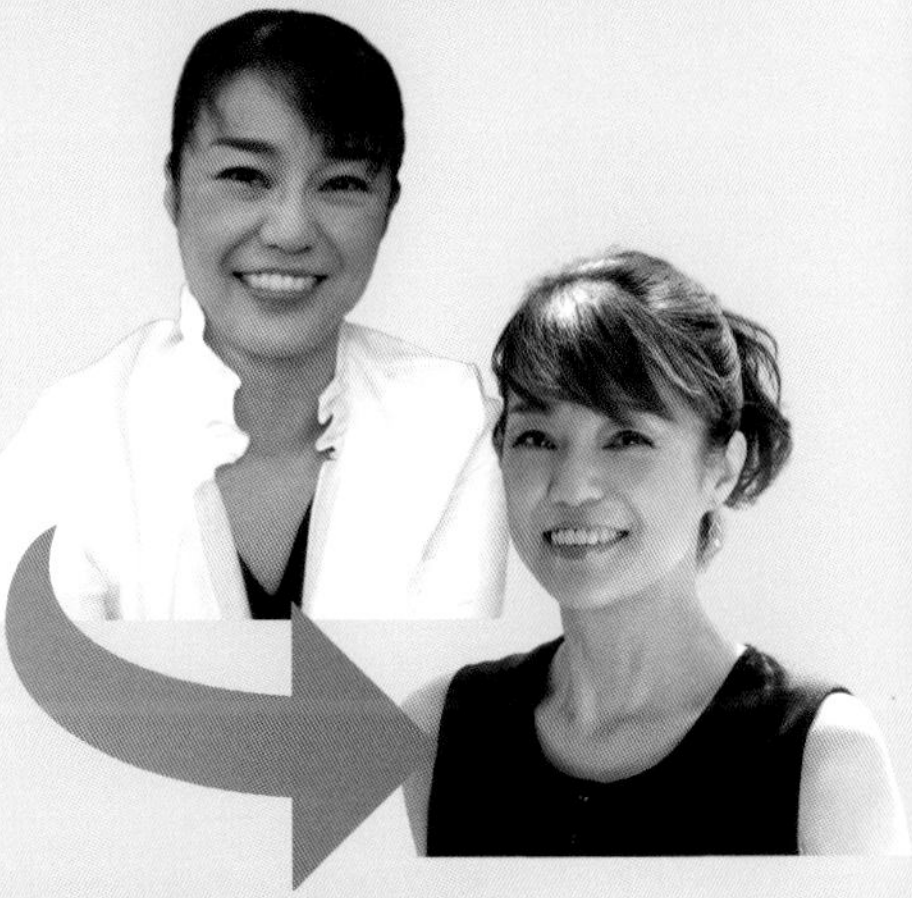

体重 −13.7kg 体脂肪率 −6%（3カ月）

月曜断食をやって、お腹まわりと脚がかなりすっきりしてボトムスが急激にサイズダウンしました。偏頭痛と胃部不快感が出なくなり、夕方の疲労感が大幅に軽減されました。ダラダラと飲み食いをしなくなったため、口腔内環境も改善！「食べ方」に対する意識の大きな変化がありました。（40代女性・Lilyさん）

体重 −20.2kg 体脂肪率 −19.8%（3カ月）

元々便秘症で常に便秘と下痢を繰り返していたのが月曜断食をはじめて以来一度も下痢してないことに驚いています。便秘もかなり解消されてきました。体型は洋服の13号がピチピチできつかったのが7号でも入るようになりました。メンタルは更年期真っ最中ではありますがイライラしなくなりました。色々なことに興味を持つようになり前向きになってきていると思います。心身ともに生まれ変わった気持ち！　月曜断食は人生の分岐点になりました。（50代女性・さーちゃんさん）

体重 −15kg（3カ月）

何をやっても減らなかった産後太りがするすると減って感動しました。15年ほど悩んでいたアトピーも劇的に軽くなり、いちばんひどかった顔のアトピーはまったくわからないほどツルツルになりました。寝起きのダルさもなくなり、本当にいいことばかりで感謝しています。（30代女性・miさん）

はじめる前に3つのお約束

**月曜断食を成功させるには
次の3つのマインドリセットが必要です。**

1 忙しいを言い訳にしない

やせたい人がみんな暇なわけないですよね（笑）。海外出張のあるビジネスパーソンも、子育てに追われるママも、シフト勤務で時間のやりくりが難しい方も、月曜断食を生活のなかに上手に取り入れて、結果を出しています。断食はつらそうだから暇ができたらやろう……、そんなふうにいろいろ言い訳を考えてしまってはうまくいきません。

「忙しいから」に限らず、やらない言い訳を自分のなかにつくってしまう人は、**「自分の体は自分で変えていく」**という当事者意識が欠けがちです。どこか他人事で、「自分には向いていない」と最初から逃げ道をつくってしまいがち。こうしたメンタルブロックはダイエットの大敵です。

「日頃のモヤモヤ不調を絶対に消したい」「10年後、20年後でも病気になりにくい健康な体をつくっておきたい」そんなモチベーションを強く持った人ほど成功します。

心も体も調子のよくなった未来の自分を鮮明にイメージして、言い訳は捨てましょう。それがスタートラインです。

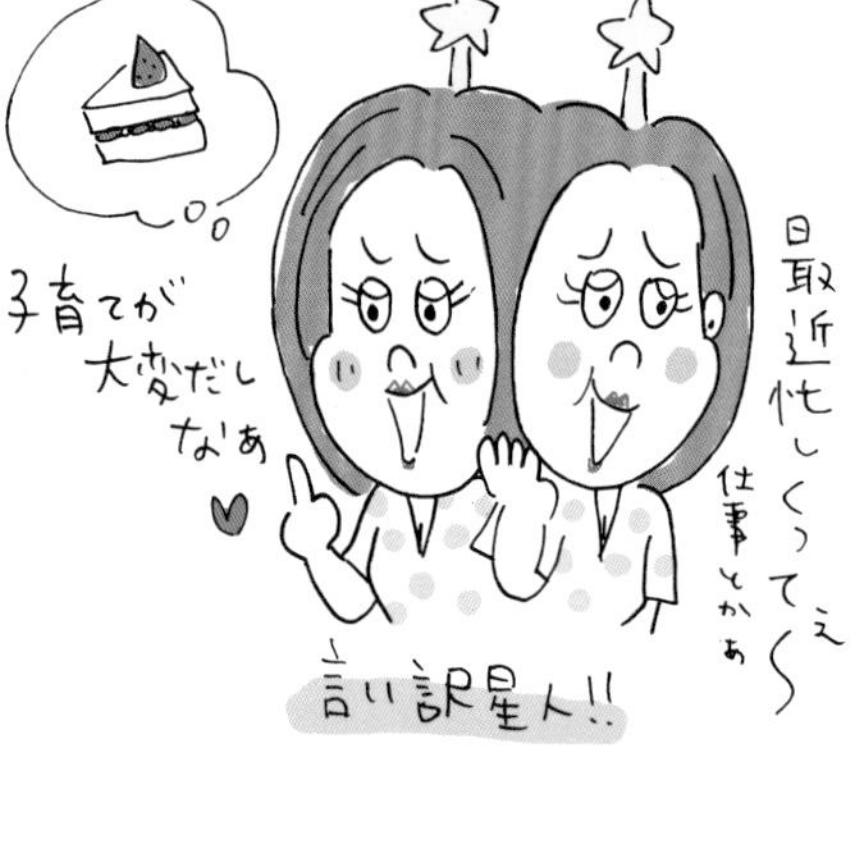
子育てが大変だしなぁ
最近忙しくってぇ
仕事とかぁ
言い訳星人!!

2 思い込みを捨てる

いまは健康やダイエットにまつわる情報が溢れかえっています。もちろん有用な情報もたくさんあるでしょうが、ツギハギの知識で自己流の解釈やルールを当

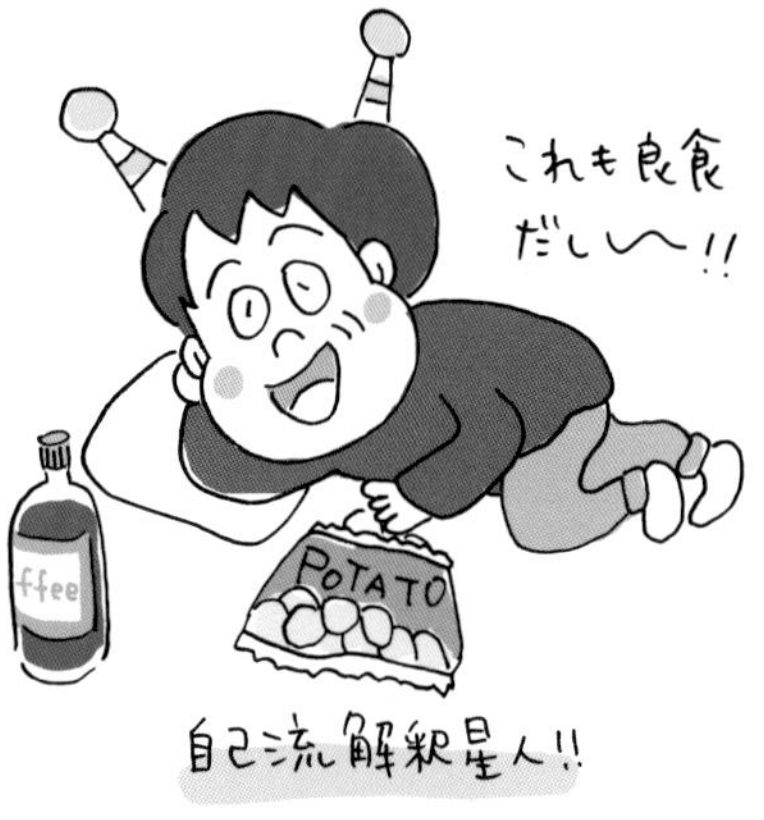
これも良食
だし〜!!
POTATO
ffee
自己流解釈星人!!

てはめても、うまくいきません。

月曜断食は、レントゲンも抗生物質もないはるか昔から、「人はどうしたら自然治癒力を高めて健康に過ごせるか」と先人たちが研究を積み重ねてきた**中医学の養生法がベース**となっています。そこに自己流解釈を持ち込んで、ボタンを掛け違えた状態で進めても、せっかく回りはじめたよい歯車をストップさせてしまいます。

たとえば水で過ごすべき不食日にごくごく野菜ジュースを飲んでいたり、翌日の回復食こそ大切なのにいきなり通常食を摂ってしまっていたりと、SNSを見ると驚くような自己流解釈でやっている人も見受けられます。これはとても危険です。

ここで一度、これまで**山ほど蓄えてきたダイエット情報をリセットしませんか？**　理屈から入らず、「へー、そんなにやせると評判なら言われた通りにやってみよう」と直感的に取り組んでいただいたほうがうまくいきます。

3　自分を認める

これまでいろいろなダイエットに取り組んでもすぐリバウンドしてきた方、「どうせ自分は、何をやってもダメだ」なんて思っていませんか？　ストレスの多い人ほど幸せホルモンのセロトニンが不足して、とかくネガティブ思考になりがち。**ダイエットに失敗する人の特徴のひとつは、自己肯定感が低い**点にあります。

月曜断食に取り組む期間、パーフェクトにできない日もあるでしょう。そのたびに「やっぱり自分はダメだ」と自己否定するのはやめましょう。

「あ〜あ、今日もつまみ食いしちゃった」となっても、「でも、お水はがんばって2リットル飲めたよね」とできた点を肯定する。**失敗があってもできた自分を認めて、褒めてあげましょう。**これが、成功の秘訣です。

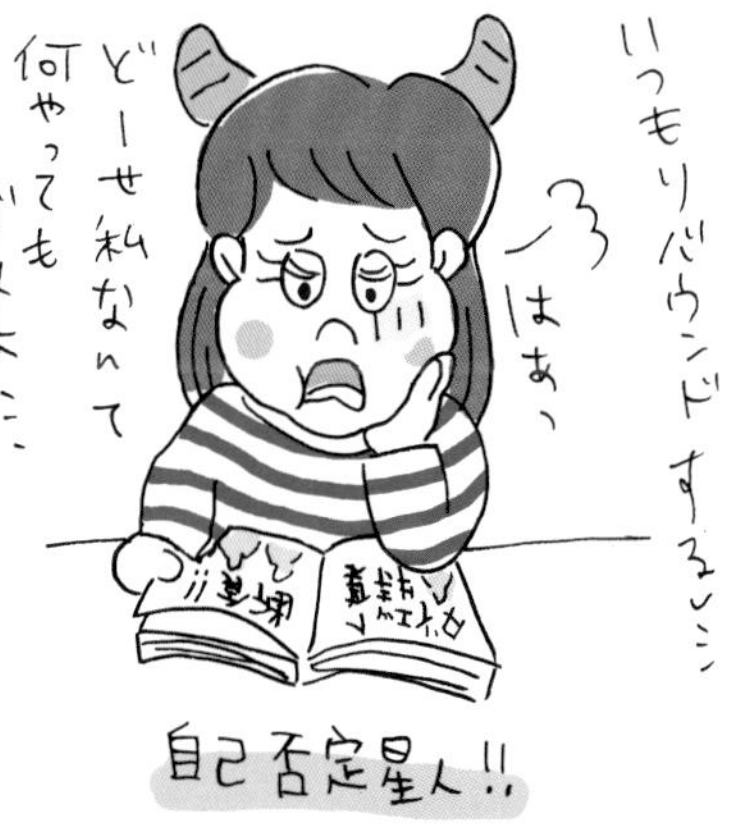
いつもリバウンドするし…
はぁ、
どーせ私なんて
何やっても
ダメよ…
自己否定星人!!

月曜断食って何？

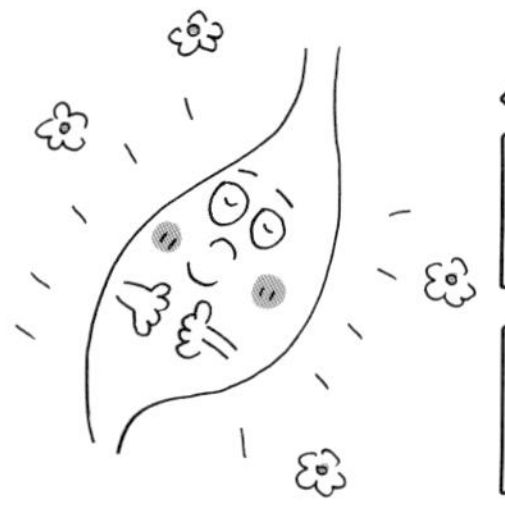

　月曜断食は、月曜から日曜までの1週間を**【不食（断食）→良食→美食】**のサイクルで過ごすという、とてもシンプルなメソッドです。月曜日は水だけで過ごし、火曜〜金曜は野菜を中心とした良食を、土日は好きな美食を楽しみます。この1週間のサイクルを繰り返していくことで、**「デブ体質」**から**「やせ体質」**へと**スイッチング**していきます。

　月曜断食の背景を少しご説明すると、当院では、重度肥満を含む体の不調を体質から根本治療していくために、3〜5日間の断食も実施しています。しかし、3日以上の断食はハードなため、専門家の指導と鍼の施術があってこそ安全に行えるもの。治療院に来られない方でも安心して取り組めて、3日断食に近い効果を得られる方法はないか？　そう長年探るなかで誕生したのが月曜断食です。

　東洋医学の考え方をベースとした月曜断食は、**体を「ニュートラルな状態」に戻す**ことを目指します。気（体のエネルギー）・血（血液）・津液《しんえき》（リンパなどの体液）が滞りなく流れ、3つが調和している状態を東洋医学では「中庸《ちゅうよう》」と呼びます。何かが不足しても過剰でも心身の不調を招きます。

　とくに肥満体質の方は胃腸や脳内でさまざまなものが過剰に分泌されているので、断食によって一度リセットする必要があります。適量で「足るを知る」体のバランスへと戻し、「やせサイクル」の好循環をつくり出すのです。

　体質にはいろいろありますが、内臓脂肪が多いのはつづいてご紹介する4タイプです。ご自身の体質を知り、日常生活の改善ポイントを取り入れると、月曜断食の効果をより高めることができます。

注意点

月曜断食は老若男女どなたにも安全に取り組んでいただけるものですが、妊娠中・授乳中の方は行わないでください。授乳が終わり、生理が再開してからトライしましょう。成長期のお子さんは、少なくとも10代のうちはやめておきましょう。もとからやせている方、極端に体力のない方は87頁を参照してください。また、病気で通院されている方、服薬中の方は必ず主治医と事前に相談してからはじめてください。

月曜断食は体質改善メソッド

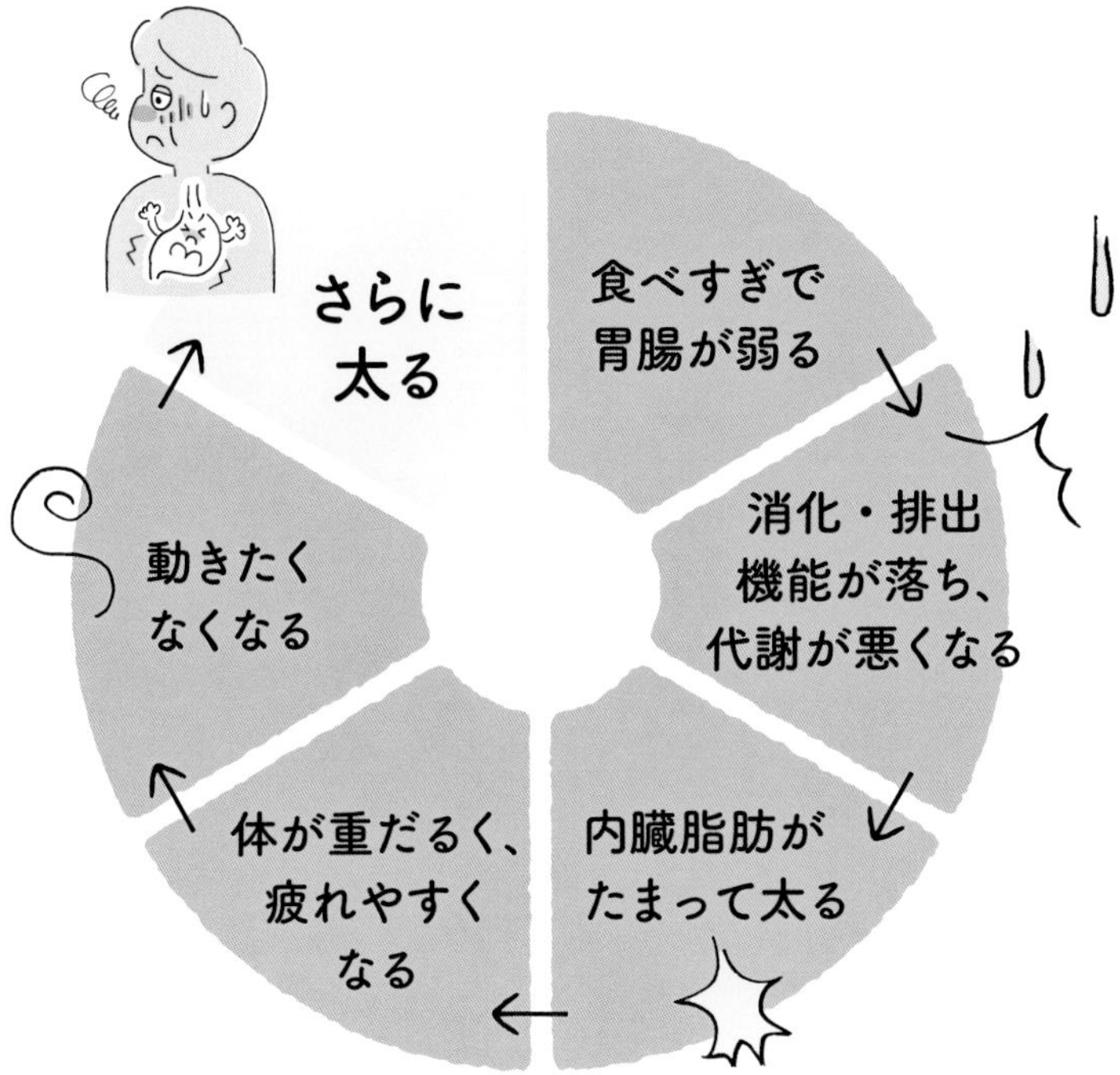

食べすぎで
胃腸が弱る
消化・排出
機能が落ち、
代謝が悪くなる
内臓脂肪が
たまって太る
体が重だるく、
疲れやすく
なる
動きたく
なくなる
さらに
太る

でぶサイクル

食べすぎによって胃腸が酷使された結果、修復・回復に使うエネルギーが削がれ、脂肪が燃焼されにくくなる。脂肪や老廃物をため込む「でぶサイクル」の悪循環が、心身に不調をもたらす。

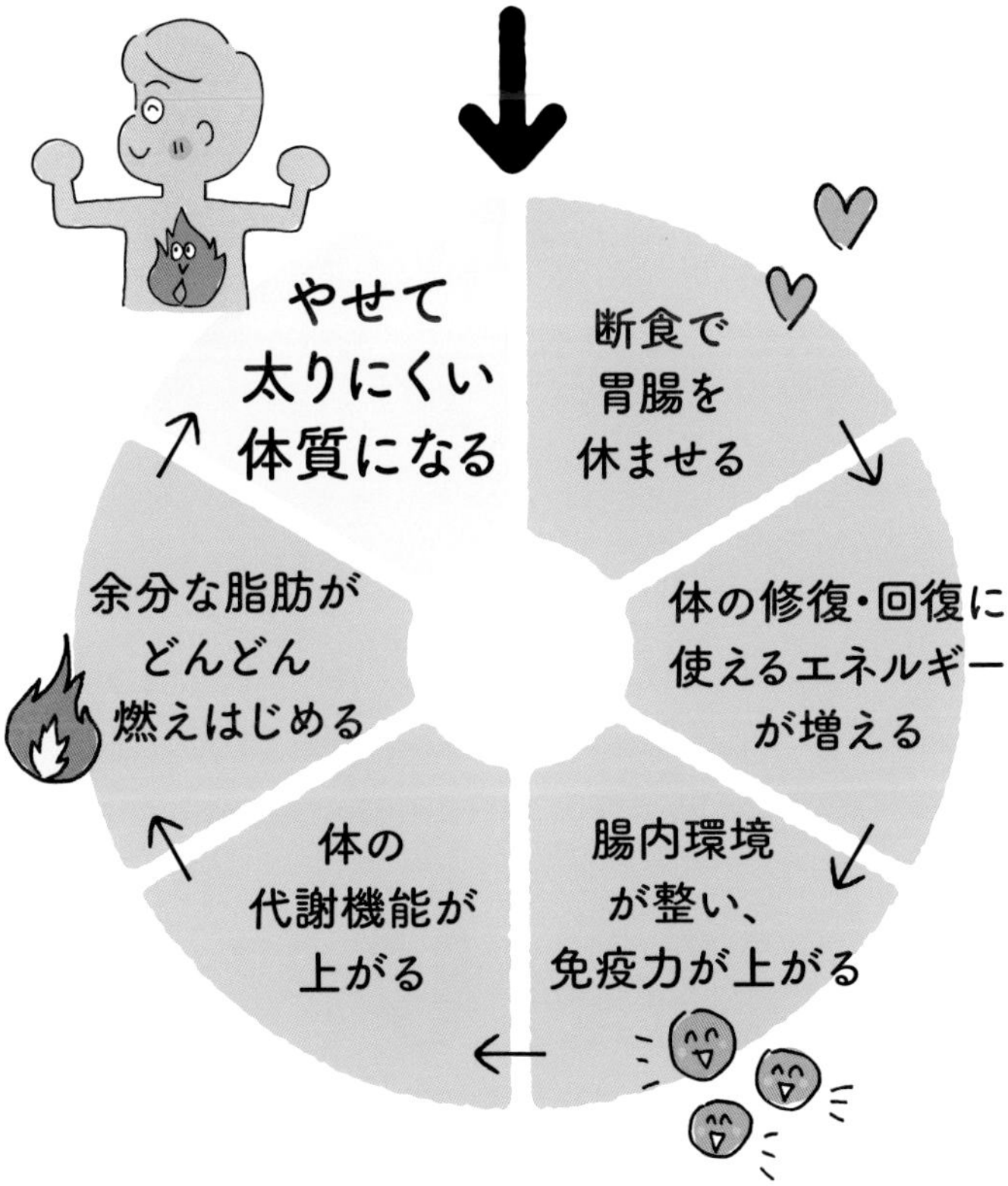

断食で
胃腸を
休ませる
体の修復・回復に
使えるエネルギー
が増える
腸内環境
が整い、
免疫力が上がる
体の
代謝機能が
上がる
余分な脂肪が
どんどん
燃えはじめる
やせて
太りにくい
体質になる

やせサイクル

胃腸を休ませて、体の修復・回復に使えるエネルギーが増えると、腸内環境も整ってくる。その結果、免疫力と代謝が上がり、脂肪燃焼モードがオンに。燃焼型の体へと体質改善できるのでリバウンドしにくい。

肥満に特徴的な4つの体質

［気滞《きたい》タイプ］

ストレス過多で過食に走る、全身パンパンなむくみ体質

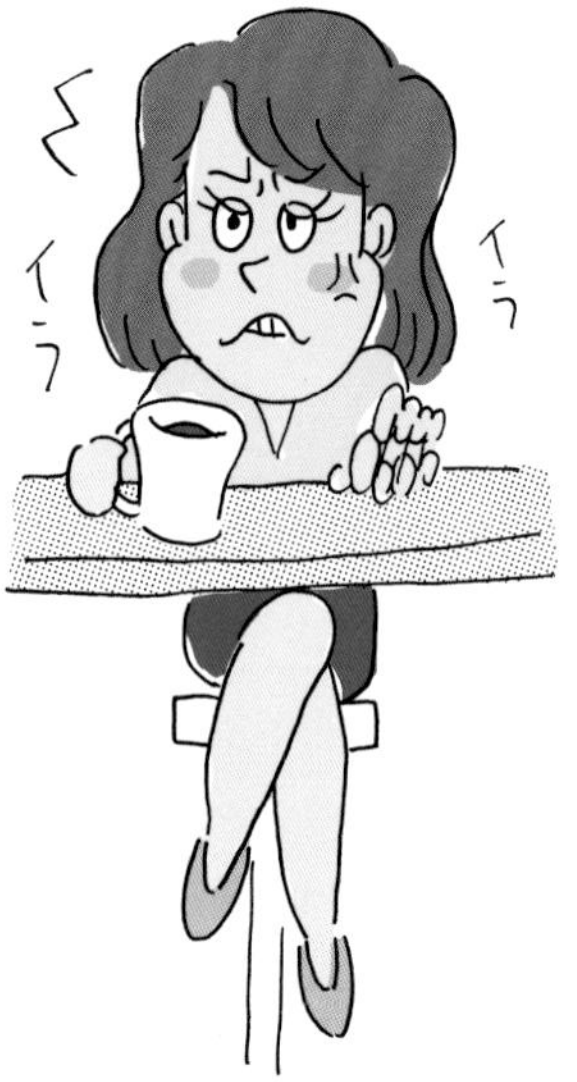

ストレスから「気」が滞り、イライラや気分の落ち込みを食で解消してしまうタイプ。まだ肥満の入口なので、体重の落ちは比較的早い。

特徴

□イライラして感情の起伏が激しい
□顔はほてるのに、手足は冷えている
□トイレの頻度が日によってかなり差がある
□月経周期が乱れがち。生理前に胸や下腹部に張りを感じる

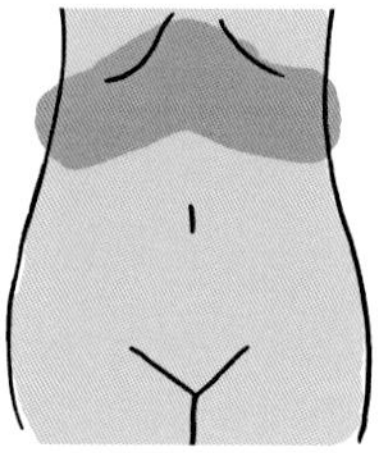

胸脇苦満《きょうきょうくまん》／肋骨の下のラインに張りがあり、押すと痛みがある

改善策

一にも二にも、ストレス解消！ イライラしたら深呼吸やアロマの香りでリフレッシュ。1日のスケジュールを詰め込みすぎず、早寝を心がけましょう。食べ物では、柑橘類などの酸味のあるものや香味野菜がおすすめです。

［瘀血《おけつ》タイプ］

血液ドロドロで内臓脂肪をため込んだ〝おデブの終着駅〟

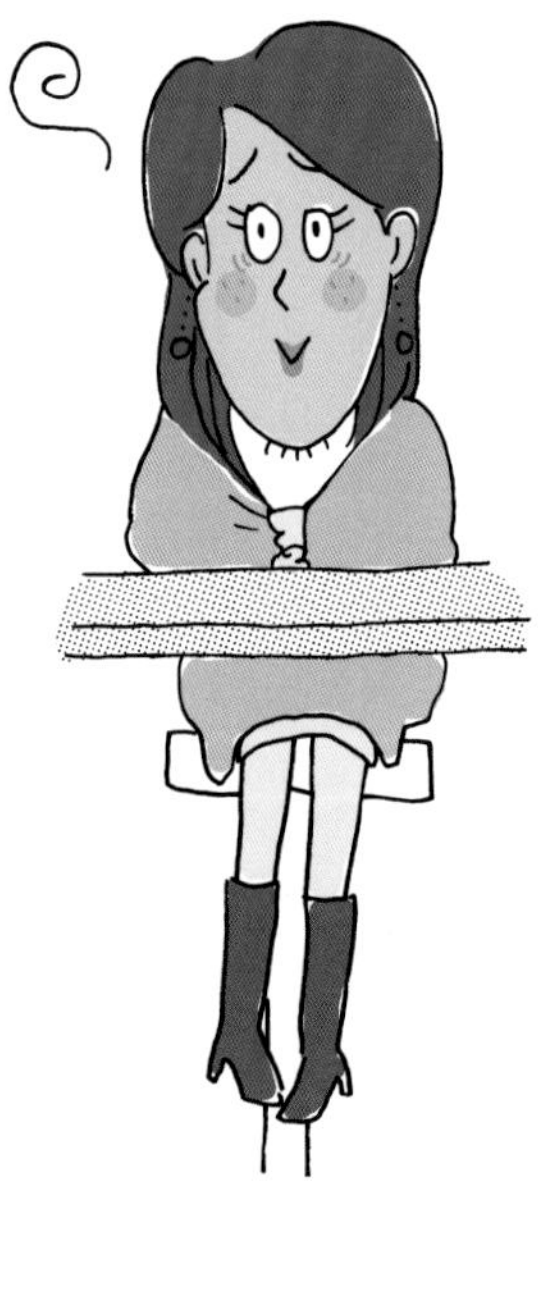

見た目より体重があり、着やせするタイプ。血の巡りが悪く、婦人科系のトラブルを抱えやすい。体重の減り方はゆるやかで時間がかかります。

特徴

□肌のくすみ、シミ、目の下のくまが気になる
□肩こりがひどく、頭痛やめまいを併発することも
□お腹や下半身、手・足・腰が冷える
□生理痛がひどい、経血に塊がある

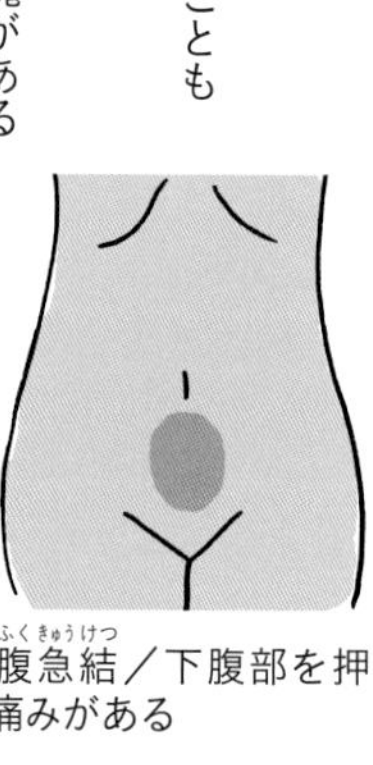

小腹急結《しょうふくきゅうけつ》／下腹部を押すと痛みがある

改善策

〝温活〟が何よりも大切です。ウォーキングやホットヨガ、朝・夜2回の全身浴がおすすめ。冷え対策に服装の工夫を。血流が悪くなる脂っこいものや甘いもの、血流を悪くするコーヒーは避け、常温の水や白湯を飲みましょう。

［水滞《すいたい》タイプ］

食べてないのに太る!?
下半身がどんより重たい水太り体質

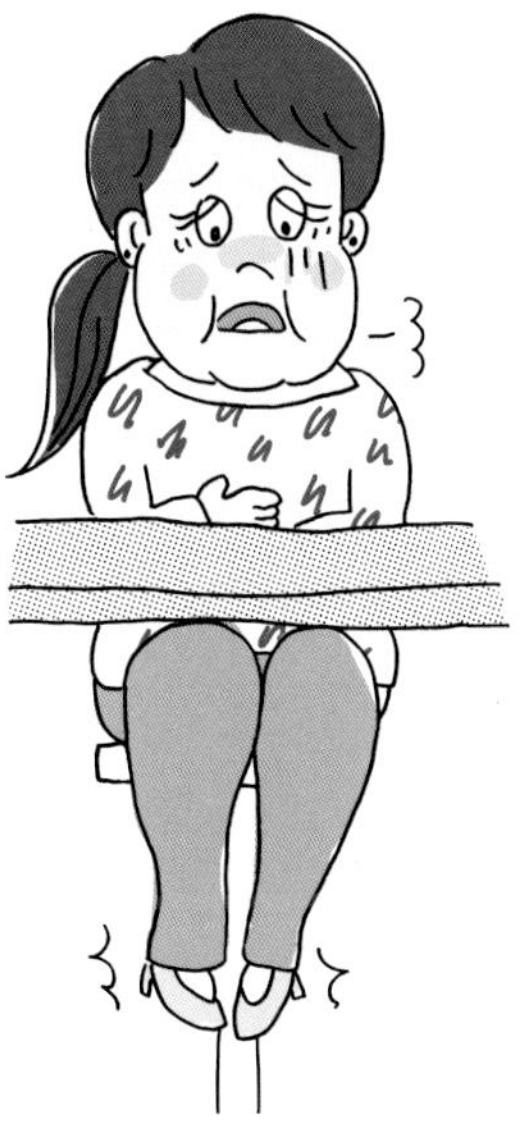

とくに下半身がむくんで重たく、「水を飲んでも太る」タイプ。最初は水が抜けて体重が落ちますが、その後の体質改善に時間がかかります。

特徴

- □ぽっちゃり体型
- □手足のむくみが気になる
- □疲れやすくて体力がなく、風邪をひきやすい
- □胃腸が弱く、下痢しがち
- □口は渇くが、飲み物をほしいとは思わない

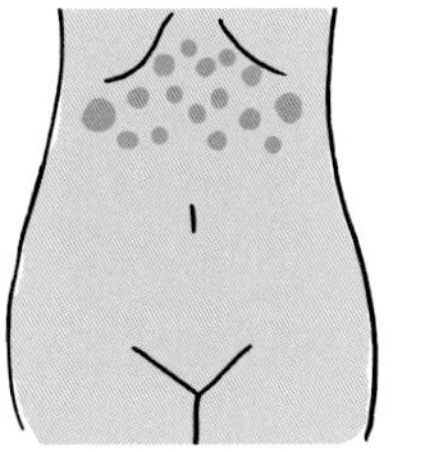

胃内停水《いないていすい》／胃のあたりを指で叩くと、チャポチャポと音がする

改善策

水を摂らないのは逆効果。体内の「熱」を増やして水の排出機能を高めることが大切で、汗ばむくらいのウォーキングや筋トレが効果的。サウナや岩盤浴も◎。体を温めるスープ、代謝を促すしょうがやキュウリ、豆類がおすすめ。

［湿熱《しつねつ》タイプ］

食べすぎ飲みすぎで
リバウンドを繰り返すガッチリ体質

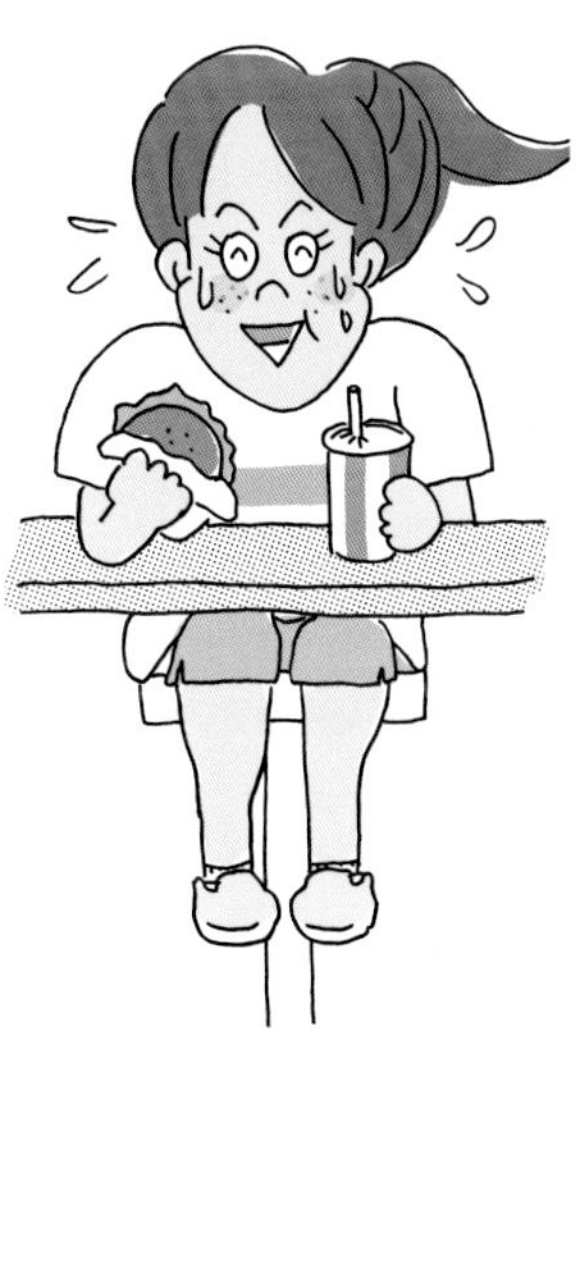

食欲旺盛&ジャンクフード好きで腸内環境が乱れまくり。体に熱がこもりやすく、汗っかきで肌荒れしやすい。断食の効果がもっとも早く出ます。

特徴

- □甘いもの、脂っこいものが好きで、早食い
- □暑がりで汗っかき、頭にも汗をかく
- □ニキビや吹き出物ができやすい
- □便やおならの臭いがきつい
- □暑さや湿気の多い場所が苦手

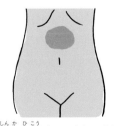

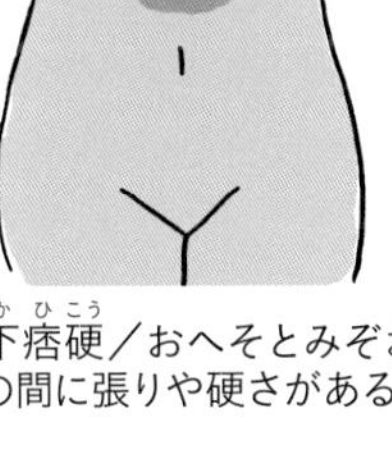

心下痞硬《しんかひこう》／おへそとみぞおちの間に張りや硬さがある

改善策

体内の水はけをよくすることがポイント。発汗を促す水泳やウォーキングなどの有酸素運動がおすすめ。体に熱がこもるホットヨガやサウナはNG。大根、トマトなど水はけを促す食材を摂り、高カロリー食とお酒は控えめに。

なぜ断食が必要なの？

これだけは知っておこう！［食べすぎで太るメカニズム］

なぜ断食によって一度胃腸を空にする必要があるのでしょうか？

内臓を「工場」として考えてみましょう。まず、食べ物は3〜5時間かけて胃で消化が行われ、十二指腸へと送られます。しかし、消化が完了する前に新しい食べ物が流れ込んでくると、胃は休むことなくフル稼働。どんどん消化能力は低下し、気づいたときには、胃の中は食べ物でいっぱいの倉庫状態に。

ここで最初の問題が起こります。胃の温度は体温より少し高い37℃くらい。炎天下に食べ物を放置すればすぐに腐るように、**胃に滞留した食べ物も腐敗しはじめます。**そこで発生した毒素は、体にさまざまな悪さをします。さらに、胃に食べ物があると、胃酸がつねに出つづけるため、脳が次の食べ物をほしがって、食欲が湧き起こります。

そして、胃が空になる前にまた何か食べて胃に貯蔵しきれなくなると、今度は消化不良のまま第二倉庫の腸まで、食べ物でいっぱいになります。腸からも食べ物の栄養を十分に吸収できないまま、脂肪へと変化し、体内に蓄えられていく、という流れです。こうなるといくら栄養を摂っても、ろくに吸収できません。

長年こうした食事の摂り方をして内臓脂肪をため込んでしまった（とくに中年期以降の）体は、消化機能も代謝も落ちていて、ちょっとやそっとで脂肪は燃えはじめません。そこで、**断食という強いキックを体に与えて、食べ物を完全にシャットアウト。胃腸が空になると、体が燃焼モードに向けて切り替わります。**丸1日断食をすると、体は肝臓などに蓄えられているグリコーゲン（ブドウ糖）を使いきったあとに、脂肪を燃焼しケトン体（脂肪酸を分解したもの）をエネルギーとして使いはじめるのです。

断食により**体内から腸の悪玉菌となるエサが消えると、腸内環境が改善**されます。人は体全体のエネルギーの約4割を消化活動に使っていると言われていますが、そのエネルギーを体の回復・修復に使うことで、代謝機能、免疫力が向上していくのです。

POINT

断食の効用

- たまった食べ物の毒素をデトックス
- 脂肪を燃焼し、ケトン体をエネルギー源に
- 胃腸を完全に休ませることで、代謝と免疫力が向上

食べすぎると
「工場」の消化能力が落ちて、
体は“倉庫化”する

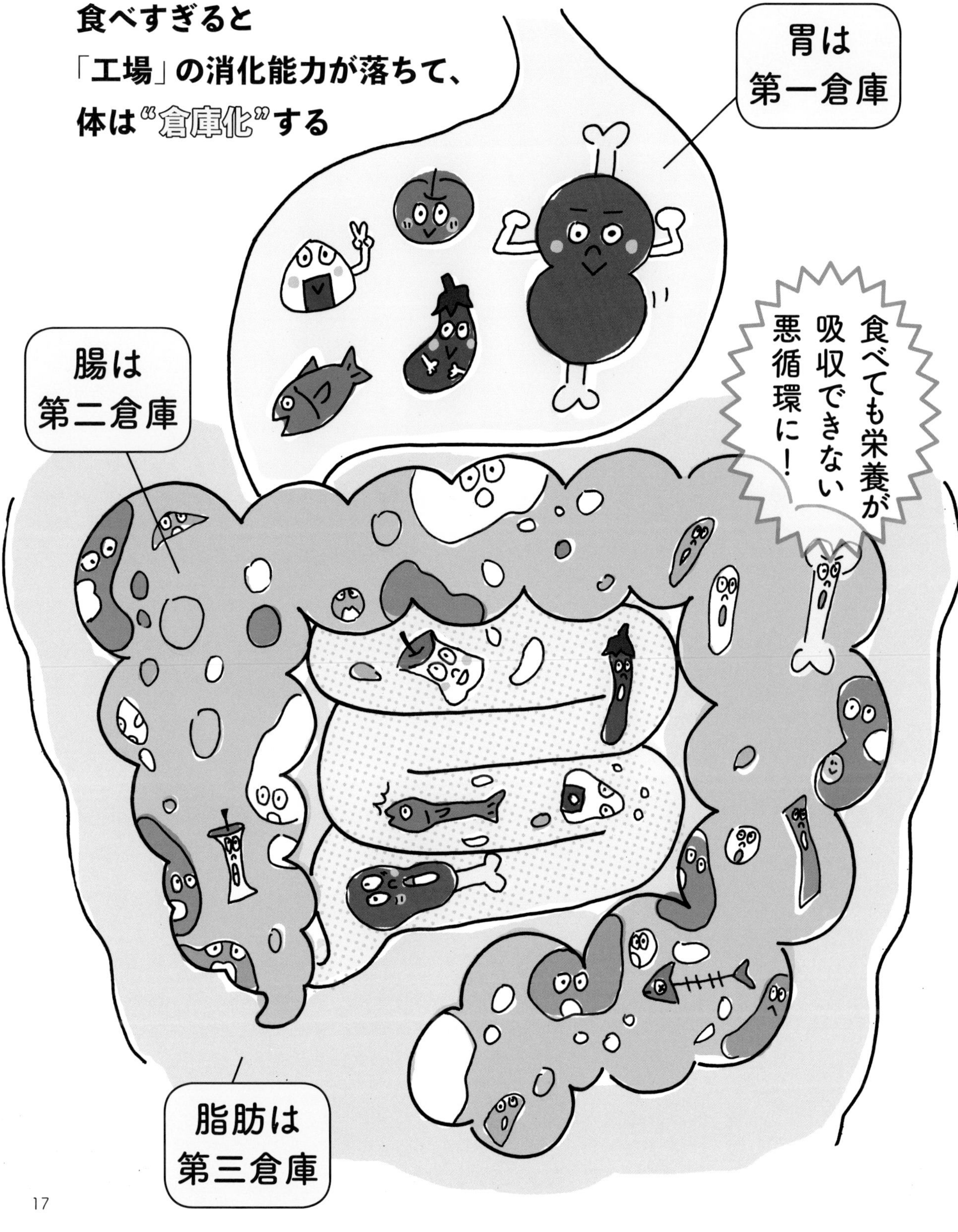

月曜断食の取り組み方

　まずここで、月曜断食の基本的なルールをご説明します。

- **月曜日**は水か白湯だけ飲んで「不食日（断食日）」として胃腸を休めます。
- **火曜日〜金曜日**までは、朝はカップ1杯分のヨーグルトと旬の果物2分の1個、昼はおかずだけ、夜は野菜中心のメニューを摂ります。ただし、火曜日の朝と昼はより胃腸にやさしい回復食をおすすめします。必要な栄養素を中心に摂り、体をニュートラルな状態で安定させる5日間です。
- **土曜・日曜**は「美食日」で、炭水化物を含めて好きなものを食べてOK。

　すべての日に共通するルールは、**1食の分量はこぶし2個分まで、1日水を1・5〜2リットル飲むこと。**まずは4週間をワンセットとして取り組みます。

　月曜日を不食日としたのは、家族や友人と過ごす週末は好きなものを食べ、週のはじめに断食で体をリセットするという流れが多くの方の生活パターンにフィットするからです。しかし、仕事で車の運転や高所作業をされる方は、休日を不食日に設定されたほうがいいでしょう。**不食→良食→美食の流れを変えなければ、不食を何曜日に設定するかは自由**です。ただし、なるべく毎週同じ曜日に行って1週間のリズムを体に定着させましょう。夜勤の方は、食事のサイクルや内容を日中に活動している方と同じにできると、月曜断食の効果を感じやすいと思います。

ルール❶

水は1日2リットル

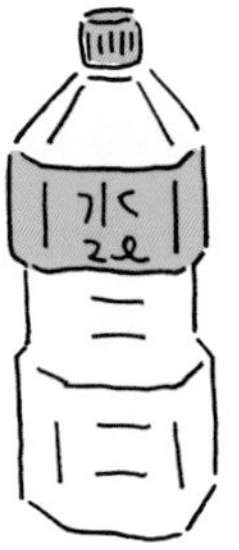

「水に代わる飲み物はなし」。これを肝に銘じ、1日1.5〜2リットルの水を飲むことで、基礎代謝を上げていくことができます。むくみやすいタイプの方は、ウォーキングや入浴をしっかりして水の排出を後押ししましょう。

ルール❷

1食の量はこぶし2つ分

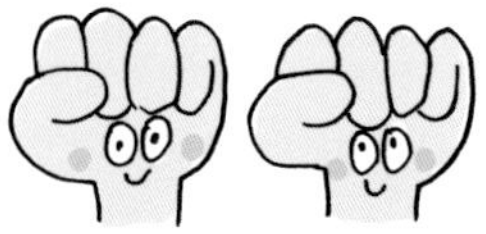

　胃の大きさは過食で肥大していなければ、本来は握りこぶし2つ分程度。それが消化の適正量で、その量をゆっくり食べれば満腹になるはずです。“咀嚼《そしゃく》したときにこぶし2つ分の量”を意識して、胃を正常な大きさに戻しましょう。

月曜断食ベーシックメニュー表

	月曜日 **不食**	火曜日 **良食** （回復食）	水曜日 **良食**	木曜日 **良食**	金曜日 **良食**	土曜日 **美食**	日曜日 **美食**
朝	断食	回復食 or 旬の果物と ヨーグルト	旬の果物と ヨーグルト	旬の果物と ヨーグルト	旬の果物と ヨーグルト	好きなもの	好きなもの
昼	断食	回復食 or おかずのみ	おかずのみ	おかずのみ	おかずのみ	好きなもの	好きなもの
夜	断食	野菜スープ サラダ 蒸し野菜 野菜メイン の料理 アルコール OK	野菜スープ サラダ 蒸し野菜 野菜メイン の料理 アルコール OK	野菜スープ サラダ 蒸し野菜 野菜メイン の料理 アルコール OK	野菜スープ サラダ 蒸し野菜 野菜メイン の料理 アルコール OK	好きなもの アルコール OK	好きなもの アルコール OK

はじめる前に体脂肪率をチェック！

月曜断食で重要視しているのは、体重よりも体脂肪率です。しかし、体脂肪を落とすためには、まず体重を減らさなければなりません。人の体は、体重→体脂肪→体型と段階的に変化していきます。体重が数kg落ちて変動しなくなった時期に体脂肪が減り、その後、見た目にスッキリする箇所が出てきて、また体重が落ちはじめるというサイクルを繰り返します。

体脂肪率は月曜断食が順調に進んでいるかどうかの指針なので、体重と合わせて毎日決まった時間に計測して、アプリやノートに記録しましょう。年齢に関係なく、まずは25％以下を目指します。

理想の体脂肪率

	女性	男性
20代	22％	16％
30代	23％	17％
40代	24％	18％
50代〜	25％	19％

POINT

不食日
月曜日の過ごし方

- 朝・昼・夜の食事を断ち、水だけを飲んで過ごします
- 日付が変わる前に寝ましょう

月曜日は、朝目が覚めてから夜眠るまで、口にするのは常温の水か白湯だけです。目標は、1日2リットル。多いと感じる方もいるでしょうが、空腹を紛らわせるのに小まめに飲んでいると、案外、適量だったりします。**一気にがぶ飲みせず、1日のなかで小分けにして摂ってください。**

なぜ、それだけの水分量が必要かといえば、体重のおよそ60％を構成する体液を入れ替えて、デトックスを促すため。**老廃物を排出する新陳代謝の働きがスムーズでないと脂肪は落ちません。**そのためには常にフレッシュな水を供給することが大切です。

水分ならなんでもいいというわけではありません。不食日にカフェインを含むコーヒー、紅茶、緑茶などを飲むと胃の粘膜が刺激され、胃酸が出すぎて逆に食欲が高まってしまいます。胃が空っぽのときは吸収力が高まっているので、ジュースや栄養ドリンクのたぐいもNGです。ダイエット飲料ならいいですか？ とかよく聞かれますが、原則は水。水に勝る飲み物はありません。

断食日は1日のスケジュールを詰め込みすぎず、なるべくストレスを減らして過ごしましょう。胃腸をゆっくり休ませ、睡眠で体の修復機能を高めるのが目的です。**胃腸に消化の負荷がかからないと深く眠れます。**理想は夜10時前に寝ることですが、少なくとも日付が変わる前には就寝しましょう。

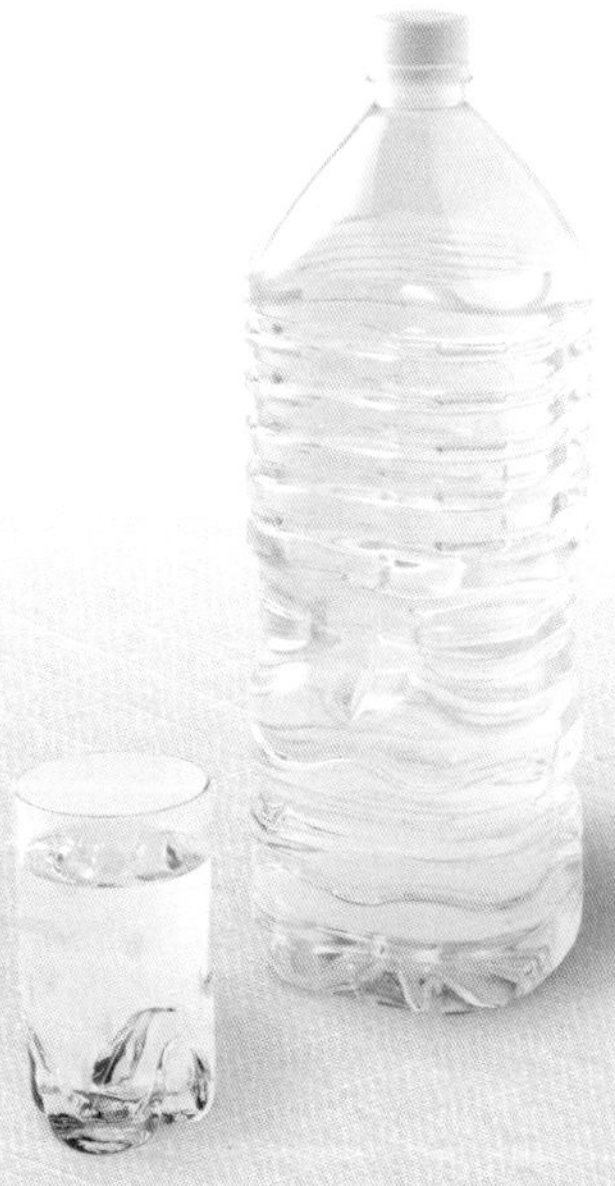

アドバイス

断食をすると、口のなかのネバつきやザラつき、口臭が気になることがあります。そんなときは白湯を飲むと、出すぎた胃酸を抑えられます。

各タイプ別の注意点

［気滞《きたい》タイプ］

不食日も忙しいほうが気も紛れてラクだろうと考えていませんか？　このタイプの方は日頃から予定をパンパンに詰め込みすぎて、忙しさのあまりストレスをためて過食に走る傾向があります。

人は気の乱れを入口に血と水の流れが悪くなると、リラックスを求めて糖質を摂りたくなります。自律神経が乱れやすい気滞タイプの一番の大敵はストレス。不食日は、とくに意識してスケジュールをゆるめに組みましょう。

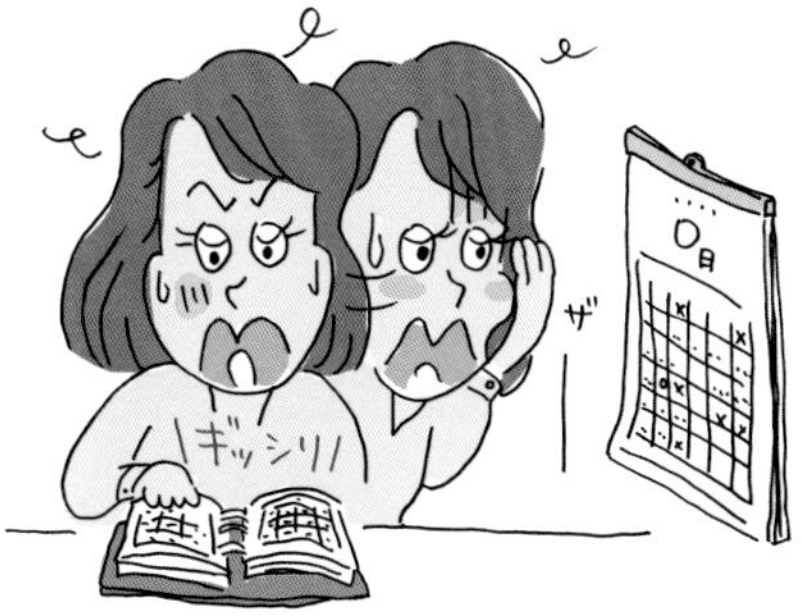

［瘀血《おけつ》タイプ・水滞《すいたい》タイプ］

この2つのタイプは、体の「熱を生み出す力」が弱いという共通点があります。日頃から冷えが強く、とくに不食日は、食後の熱生産がないため、いつも以上に寒さを感じやすくなるでしょう。

不食日に起こる頭痛は、冷えが原因になっているケースも多く、体を冷やさないことがポイント。水はなるべく白湯を飲むようにします。レッグウォーマーや腹巻きなどで体を冷やさない工夫も大切です。

また、水はけのよくない水滞タイプの方は、尿意のあるなしにかかわらず1時間に1回はトイレに行くことを習慣にしてリズムをつくるとよいでしょう。

［湿熱《しつねつ》タイプ］

最初の数回は不食日にふらつきを覚えるかもしれません。いわゆる大食い、早食いの湿熱体質は、血糖値の上げ下げが激しい食事をしてきた人が多く、断食で低血糖になるとふらついたり、眠気が強くなったりしやすいでしょう。

ふらつきが出るのは、体内の糖が枯渇してきているサイン。自分で糖を生み出そうと体ががんばっている証拠なので、ポジティブに受け取りましょう。

ルール

体を冷やさない

体質的に冷えやすい人や、普段甘いものを多く摂っていた人ほど、不食日に寒さを感じるでしょう。冷えは頭痛の原因にもなるので、白湯などで体を温めて。

ルール

前日・当日の夜は早めに寝よう

前夜の日曜日に夕食の時間を少し早めて、就寝も早めにするのが、不食日をラクに乗り切るコツ。不食日当日も早めに寝ることが体の修復効果を高めます。

不食日がつらいときは……

断食をすると、体の毒素を吐き出す過程でさまざまな初期不調が起きる場合があります。とくに初めて断食に取り組む方は、最初の1回目、2回目に頭痛やふらつき、強い眠気やだるさを感じることもあるでしょう。**高カロリー・高脂質・高糖質のものを食べすぎていた人ほど症状が強く出るかもしれません。**

でもこの初期不調は「好転反応」と呼ばれるもので、過食で痛めつけられていた体が老廃物を出して修復しようとしている一時的なプロセスなので、心配しないでください。

ここを乗り越えると、「3回目（あるいは4回目）の不食日はびっくりするほど楽になった」という境地に到達できます。その頃には体重や体脂肪率、体調にも変化が出てくるので、月曜断食を続けることが楽しくなってくることでしょう。

不食日当日の空腹感を軽減するコツは、「今日は1日何も食べられなくてつらい日。がんばらなくては」と否定的に臨むのではなく、**「今日は胃腸をゆっくり休ませてあげる日」**とポジティブに臨むこと。実際胃腸にとってラクなので、慣れると空腹が心地よくなってきます。

でも、お腹が空いてどうしてもつらい、空腹が気になって他のことに手が付かない！　というときもあるでしょう。そんなときに一番手軽にできるのは、食欲を抑えて気持ちを鎮める、**「労宮《ろうきゅう》」という手のひらのツボを押す**こと。左右それぞれ1〜2分指圧していると緊張がやわらいで、自律神経が整います。疲労回復にもよく効くツボです。

もうひとつのおすすめが**「足指じゃんけん」**。足指じゃんけんで末端の血流を促進することで副交感神経を働かせ、空腹感が気になり緊張状態になっている体をリラックスモードに切り替えることができます。同じ理由から、状況が許せば入浴もおすすめです。

それでも解決しない！　というときは、ポカリスエットなどのスポーツドリンクを2口程度、噛むようにゆっくり飲んでください。頭痛やふらつきを感じるときも有効な方法で、つらさが軽減するでしょう。

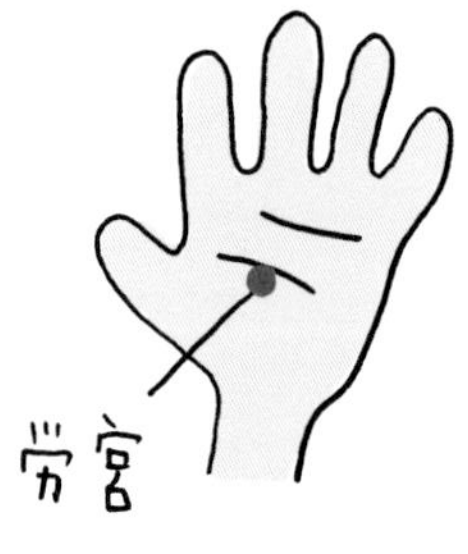

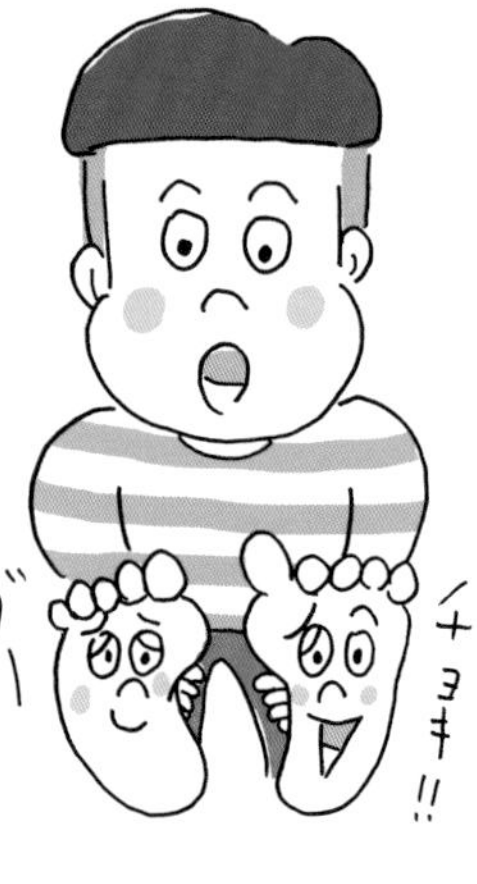

最初の1週目がカギ

よく「性格は顔に、生活は体型に出る」といわれるように、いまのあなたの体はこれまでの食生活によって築き上げられたもの。これまでの悪しき習慣と、それによって誤作動を起こしている体の働きを、**「一度壊して、治す」**必要があります。

「壊して、治す」というのは、東洋医学の基本的な考え方で、たとえば鍼治療は、流れの滞った場所を鍼でいったん細胞を壊し、修復していく過程で症状が緩和、改善されていきます。

月曜断食では、不食という強烈なスイッチによって、これまで無自覚に食べすぎていた悪習慣や内臓脂肪で凝り固まった体を壊します。これまでの好き放題食べていた生活との決別という意味で、1〜2週目は精神的につらい時期かもしれません。でもこの**最初の1週目に徹底的に壊さなければ、脂肪の山は動き出しません。**

体内の糖が枯渇して体がつくり変えられる3〜4週目は、体力的に少しつらい時期かもしれません。タイプによって時期は変わってきますが、体質改善が進むのは3週目、4週目以降で、心身ともにスッキリ身軽になってくるのを実感できるでしょう。

体験者の声！

●**断食日は眠気と頭痛がひどくてポカリスエットを飲んでいました。でも日頃のバカ食いが止まって胃が小さくなりました。私でもできた唯一のダイエットで、やってよかったと心から思いました。**（40代女性・1カ月で5.5kg減）

●**不食日に多少のふらつきはあったものの、わりとスムーズに取り組めました。**（50代女性・4カ月で10.3kg減）

●**不食を経験し、「空腹が怖い、お腹が空いていたら悪いことが起きる」という不思議な思い込みを捨てることができた。**（30代女性・10カ月で18.2kg減）

●**不食日に運動したらフラフラになった（笑）。でも月曜断食をやって、生理痛が軽くなり、肌荒れもしなくなりました！**（20代女性・1カ月で2.7kg減）

●**過去のダイエットでは食べすぎると罪悪感で「もういいや！」となっていたが、月曜断食は取り返せるので気持ちがラクに。週末は家族と美味しい食事を楽しみ、月曜日にリセットするというリズムができた。**（40代女性・1カ月で4.1kg減）

●**一日中何も食べないなんて考えられませんでしたが、はじめてよかった。糖尿病と診断された息子の血糖値が月曜断食をはじめてから劇的に下がったことからも体によいと確信しています。**（50代女性・9カ月で14kg減）

POINT

回復食日
火曜日の過ごし方

・**朝と昼は、葉野菜を中心に体を冷やさない回復食を摂ります**
・**糖質の多いもの、脂っこいもの、味つけの濃いものは避けましょう**

良食日のスタートとなる火曜日の朝食と昼食を「回復食」といいます。断食直後の**回復食こそが、月曜断食プログラムのなかで一番大切**です。

丸1日以上空っぽになっていた胃に食べ物が入ると、消化のいいものであっても、体はビックリします。胃腸の吸収が非常によくなっている状態なので、ここで糖質の多いものをいきなり摂ると逆に太るのみならず、最悪、血糖値スパイク（食後、急激に高血糖になる病態）等の不調が起こることもあります。

回復食も含む良食日は、体に必要な栄養素は食事から摂り、エネルギー源には、体に蓄積されている脂肪を燃やして使う〝**ハイブリッド期間**〟。ここで糖質を通常の感覚で摂ると、せっかく稼働しはじめていた脂肪を燃焼する回路が断たれてしまうのです。

火曜日の朝は、まず野菜から食べましょう。キャベツやブロッコリーなどの葉野菜、消化のいい大根の入ったスープや味噌汁がおすすめです。同じ野菜でも、繊維が多くて硬い野菜（ごぼう・セロリ等）や、糖質の多いカボチャなどは摂りすぎに気をつけましょう。

断食によって酸性に傾いた腸内は善玉菌が住みやすい環境なので、善玉菌のエサとなるオリゴ糖を豊富に含んだキャベツや玉ねぎ、また味噌のような発酵食品が腸内環境を大きく改善してくれます。とくに瘀血《おけつ》タイプ・水滞タイプの方は、断食明けに冷たいものを受け付けない方が多いので、体を温める汁物からスタートするとよいでしょう。

良食の朝の基本は、「ヨーグルト＋旬の果物」なので、体が冷えにくいタイプの方は、ヨーグルトと果物2分の1個を朝食にするのもOKです（37頁参照）。

回復食の昼からは、消化のいい豆腐や納豆のような発酵食品を摂るのもよいでしょう。消化のいいものならおかずのみの昼食でもいいですが、火曜日は1日、**脂っこいもの・味つけの濃いものは避け、なるべく葉野菜を中心に体を冷やさない食事を心がけてください。**必ずこぶし2つ分までの分量を守りましょう。

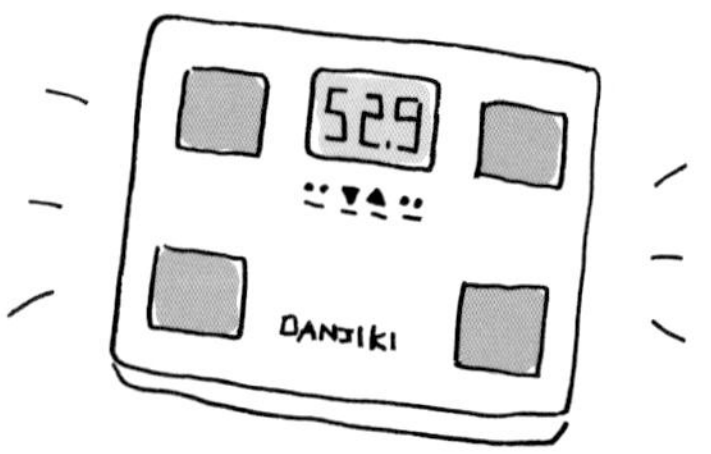

回復食のルール

朝

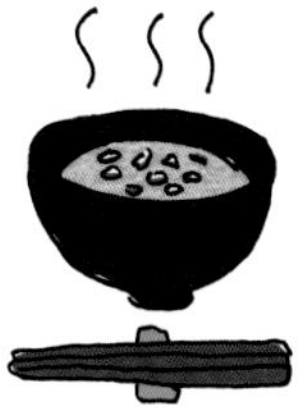

体の冷えやすいタイプや寒い季節はとくに、キャベツやブロッコリーなどの葉野菜を中心とした「体を温める」食事を摂ります。スープや味噌汁、温野菜がおすすめ。消化のいい大根も◎。もちろん、良食〈朝〉の基本「ヨーグルト＋旬の果物（1/2個）」でもOKです。断食後の寝ぼけた胃腸に糖質（炭水化物、砂糖を含む食べ物・飲み物）や胃への刺激となるカフェインは絶対にNG。

昼

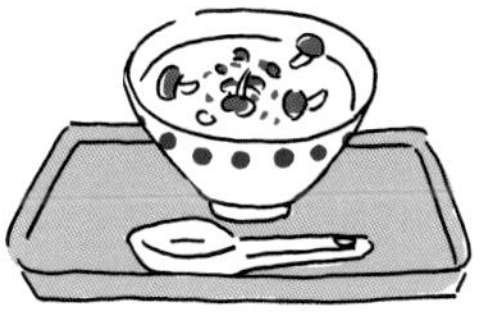

まだまだ胃腸は覚醒前。朝と同じく、糖質、カフェインは控えます。準回復食ともいえる火曜の昼は、消化に時間のかかる牛肉や豚肉、揚げ物など脂肪分の多い食事は避けましょう。胃腸の負担にならないスープ類に、豆腐などの大豆製品を足すのがおすすめ。良食〈昼〉の基本「おかずのみ」でもよいですが、タンパク質は、卵、魚、鶏肉など比較的消化のいいものを摂りましょう。

夜

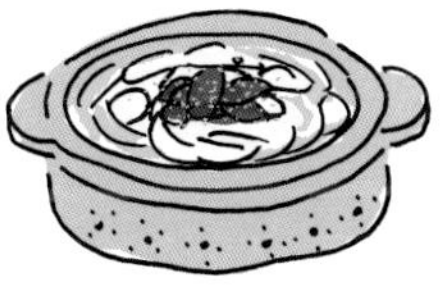

良食日の基本である「野菜料理」を食べます。野菜スープやサラダ、蒸し野菜、もしくは野菜メインの料理です。早めの夕食で19時くらいまでに食べ終わる場合や、昼にタンパク質をあまり摂らなかった場合には、多少タンパク質をプラスしてもＯＫです。ただし、昼と同様にタンパク質の種類は消化のいいものを。火曜の夜のアルコールは、控えめが原則です。

回復食で食べてはいけないもの

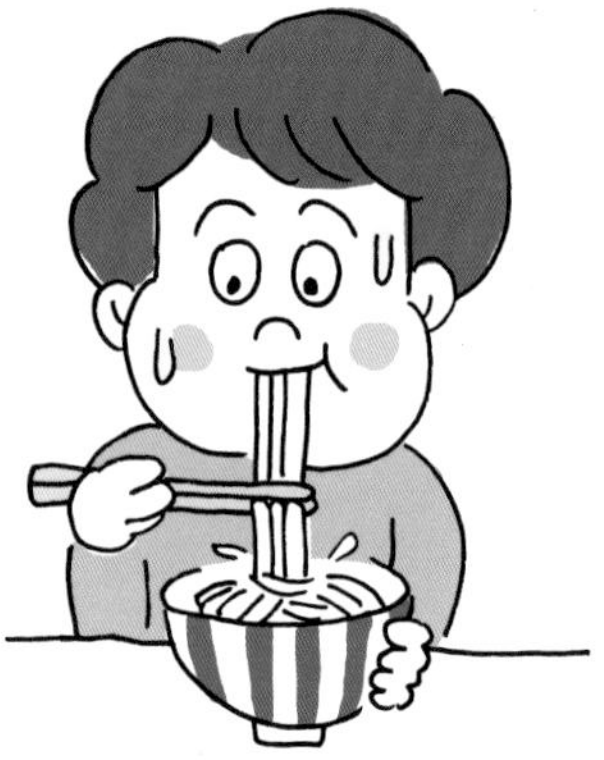

　ここで、見落としがちな注意点をまとめます。ありがちなのは、回復食を病後食と混同しているケース。高熱などで寝込むと、お母さんが「消化がいいから」と、お粥をつくってくれましたよね。あの記憶があるせいか、火曜の朝や昼に**お粥、雑炊、うどんを食べてしまう方がいます。**確かに消化はいいかもしれませんが、口にしているのは**炭水化物＝糖質で絶対NG**です。断食明けにそばやうどんを食べると血糖値の乱高下で体調を崩すことがあります。

　同様に、「低GI値だから」と理由づけをして、**全粒粉のパンや麺、玄米、そば**を食べる方もいますが、それも炭水化物です。また、SNSをのぞくと、なぜかみなさんカフェオレをよく飲んでいます。牛乳は胃にやさしいというイメージがあるようですが、牛乳には脂肪分が多く、コーヒーにはカフェインも入っています。不食日はもちろん、火曜〜金曜の朝も飲むのは控えましょう。お茶や紅茶もカフェインが入っているので同様です。嗜好品は1日1杯、気分のリフレッシュで飲む程度にとどめます。

　また、夜メニューの野菜スープなどの代わりに**市販の野菜ジュース**を選ぶ方もいます。大半の野菜ジュースには思いのほか糖質が多く含まれていて注意が必要です。自宅のジューサーでつくる野菜ジュースとはまるで異なります。この「買って簡単にすませる」という行為がじつはダイエットの大敵。月曜断食をきっかけに「ひと手間」を惜しまない食生活へと少しずつ変えていきませんか。

　食事の基本は、自分でつくる機会を増やすのが健康の秘訣。本書のリュウジさんのレシピは、忙しさを言い訳にできないほど手早く簡単につくれるのに、味はハイクオリティ。1食の満足感が高いから何度でもつくりたくなり、結果、自炊の回数が増えるという必殺レシピです。

アドバイス

　せっかく月曜断食をスタートしても「なかなか体重が落ちない」と悩む方の半分くらいは、回復食の摂り方に問題があります。炭水化物は必ず抜いて、くれぐれも水以外の飲料を摂らないようにしてください。

お通じが気になる方へ

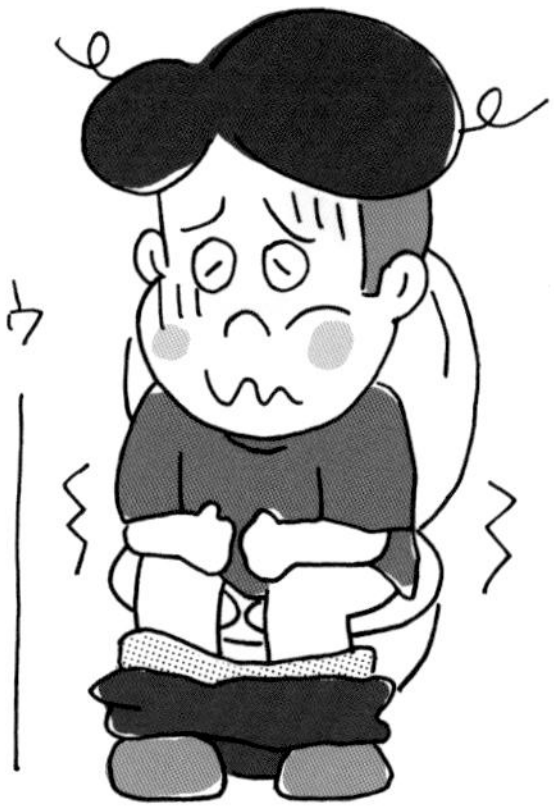

いままで快便だったのに、月曜断食をはじめたら毎日のお通じがイマイチ、便秘になった。そんなとまどいの声を時々聞きます。

　月曜断食では1食がこぶし2つ分の分量なので、食べすぎていた日々に比べて、物理的に排泄物の量や頻度が減るのは当たり前。食物から体に必要な栄養素を効率的に摂れるように変化していっているので、お通じの回数が減ること自体は悩まなくて大丈夫です。

　ただ、過去に蓄えた知識から「油は敵！」とばかりにドレッシングは控えめに、生野菜ばかり食べているなら、改善の余地あり、です。

　脂質は大切な栄養素。オリーブオイルなどの良質な油を適量摂りましょう。腸内の潤滑油として便秘対策に役立つほか、脳の6割は脂質で構成されていますし、ホルモンの材料としても欠かせません。

　油も上手に使いながら野菜メインの料理を摂り、水をたっぷり、発酵食品や食物繊維を摂る生活習慣を続けていれば、1～3カ月で便秘は自然と改善されます。

COLUMN

運動について

「やせたかったら運動しなきゃダメですよね?」とよく聞かれます。でも、激しい運動は食欲に火をつけ、「運動したんだからこれくらい食べてもいっか」というメンタリティにつながりがち。

　運動をするのは、体脂肪率が30%を切ってから——これが月曜断食における基準です。アスリートもシーズンに入るとき、まず減量してからトレーニングを本格的にはじめる方が多いように、絞ってから取り組んだほうが合理的です。

　気滞タイプは、単調なマシントレーニングやランニングよりもキックボクシングやダンスなど、ストレス発散になる運動がおすすめです。

　瘀血タイプは、ウォーキングなど体のなかを温めてじんわり汗が出るような運動を。〝温活〟的な要素の入った運動が合っています。

　水滞タイプは、運動の種類は問わないので、とにかく汗をかくこと。方法を問わず余分な水分を外に出すことが大事なので、サウナや岩盤浴も向いているタイプです。

　逆に湿熱タイプは、体に熱がこもってしまうホットヨガやサウナなどはNG。水泳やウォーキングなどの有酸素運動がおすすめです。

　運動は、食前・食後どちらでやってもかまいませんが、空腹時にやったほうが余分な脂肪を燃焼させるという意味で、「攻めの運動」。食後は、食べたものを燃焼しやすくする、体重維持の「守りの運動」といえるでしょう。

素材の美味しさが爆発！

満足度が高いのに超ヘルシーな「月断」レシピ37！

リュウジさんのレシピは
最高の月断サポート！
分量は作りやすいよう
1人分や2人分に
なっています。その中で
こぶし2つ分のルール
を守って、
月断中も食事を
楽しんでくださいね！

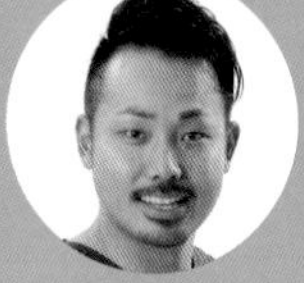

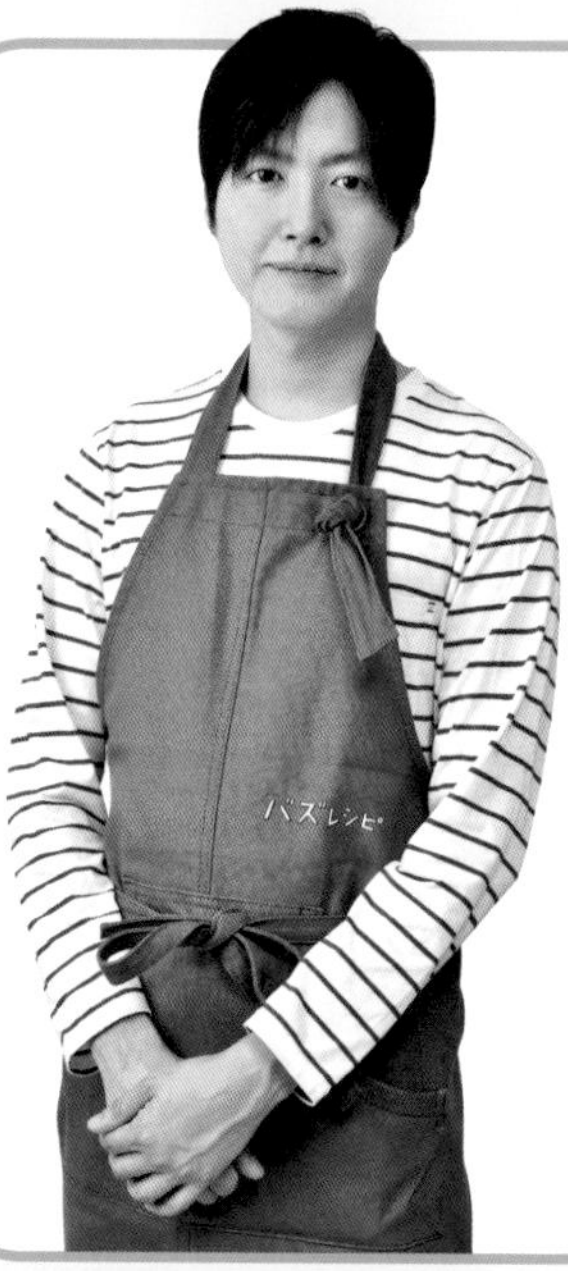

僕史上
最高に
ヘルシーです

料理監修

リュウジ

料理研究家。「今日食べたいものを今日作る！」をコンセプトに、Twitterで日々更新する「簡単・爆速レシピ」が人気を博す。フォロワー数115万（2020年1月現在）。日本テレビ「世界一受けたい授業」「ZIP！」、TBS「あさチャン！」等TV出演多数。大人気「バズレシピ」シリーズが累計27万部を突破。最新刊『ウマくて、速攻できる！　バズレシピもっと！太らないおかず編』（扶桑社）が好評発売中。
Twitterアカウント @ore825
インスタアカウント @ryuji_foodlabo

レシピ欄の使い方

- □ カロリーはすべて1人分です。
- □ 計量単位は1カップ＝200mℓ、大さじ1＝15mℓ、小さじ1＝5mℓです。いずれもすり切りで量ります。
- □ 電子レンジの加熱時間は600Wを基準にしています。500Wの場合は1.2倍を目安に加減してください。
- □ 電子レンジの機種や食材の個体差により加熱時間に差が生じます。様子を見て加減してください。また、加熱する際は、付属の説明書に従って、耐熱の器やボウルなどを使用してください。

回復食レシピ

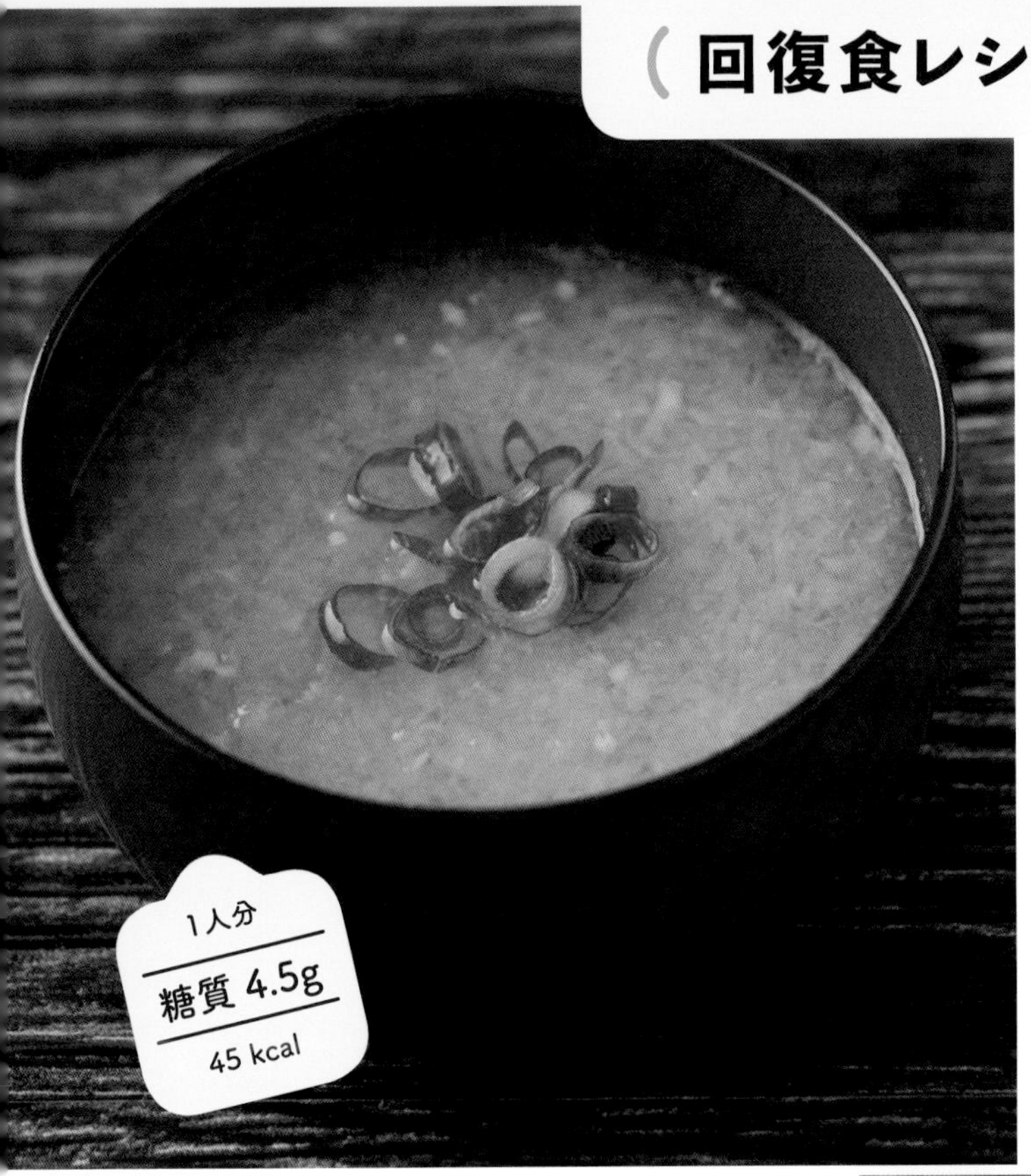
1人分
糖質 4.5g
45 kcal

朝

胃に優しく、からだポカポカ

しょうがと大根おろしの味噌汁

材料（2人分）

大根 … 150ｇ（約6㎝）
しょうが … 1片（5ｇ）
A | 水 … 300㎖
白だし … 大さじ2
味噌 … 小さじ2
小ネギ（小口切り）… 適宜

作り方

1 大根としょうがはすりおろし、汁ごと鍋に入れて **A** を加えて中火にかける。煮立ったら火を止めて、味噌をとく。あれば小ネギを散らす。

朝

素材が引き立つ、シンプルな味わい

キャベツと玉ねぎのスープ

材料（2人分）

A | 玉ねぎ（スライス）… 1/4個
キャベツ（千切り）… 1/8個
顆粒コンソメ … 小さじ2
水 … 350㎖
塩、粗挽きコショウ（黒）… 適量
ドライパセリ … 適量
オリーブオイル（お好みで）… 適量

作り方

1 **A** を入れた鍋を中火にかけ、野菜がクタッとやわらかくなるまで煮込んだら、塩、コショウで味をととのえ、最後にパセリをふる。お好みでオリーブオイルを数滴たらす。

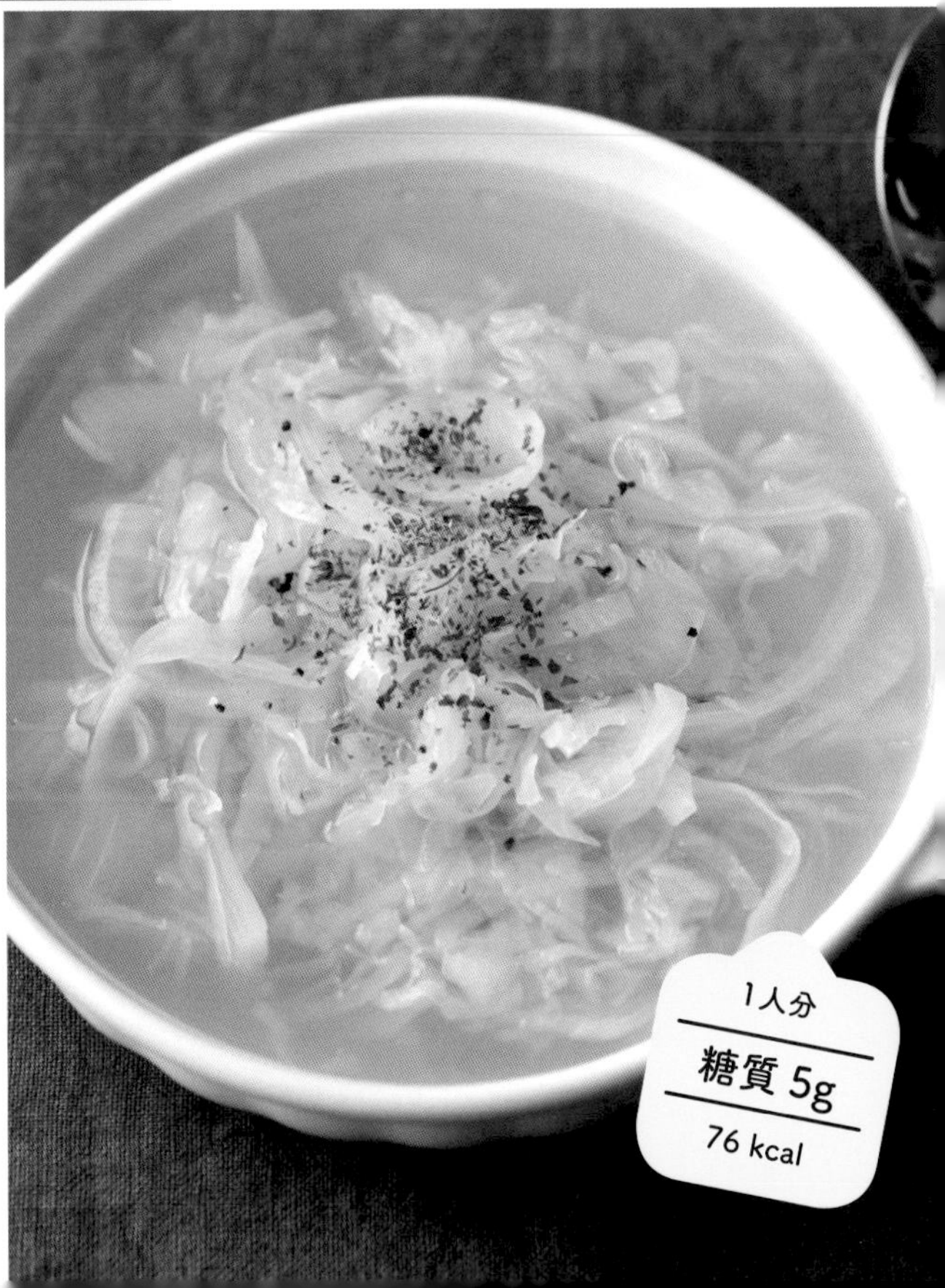
1人分
糖質 5g
76 kcal

朝

ビタミンCたっぷり、免疫力もUP!

ブロッコリーのお粥

材料（2人分）

ブロッコリー…1株（300g）
水…500mℓ
白だし…大さじ3
小ネギ（小口切り）…適量

作り方

1 ブロッコリーは小房に切り分け、茎は厚めに皮をむいて一口大にカットする。

2 白だしを入れた水を沸騰させ、ブロッコリーを入れて蓋をし中火で10分ほど煮る。木べらで細かく崩し、小ネギを散らす。

POINT
栄養価の高い
ブロッコリーが
たっぷり食べられる。

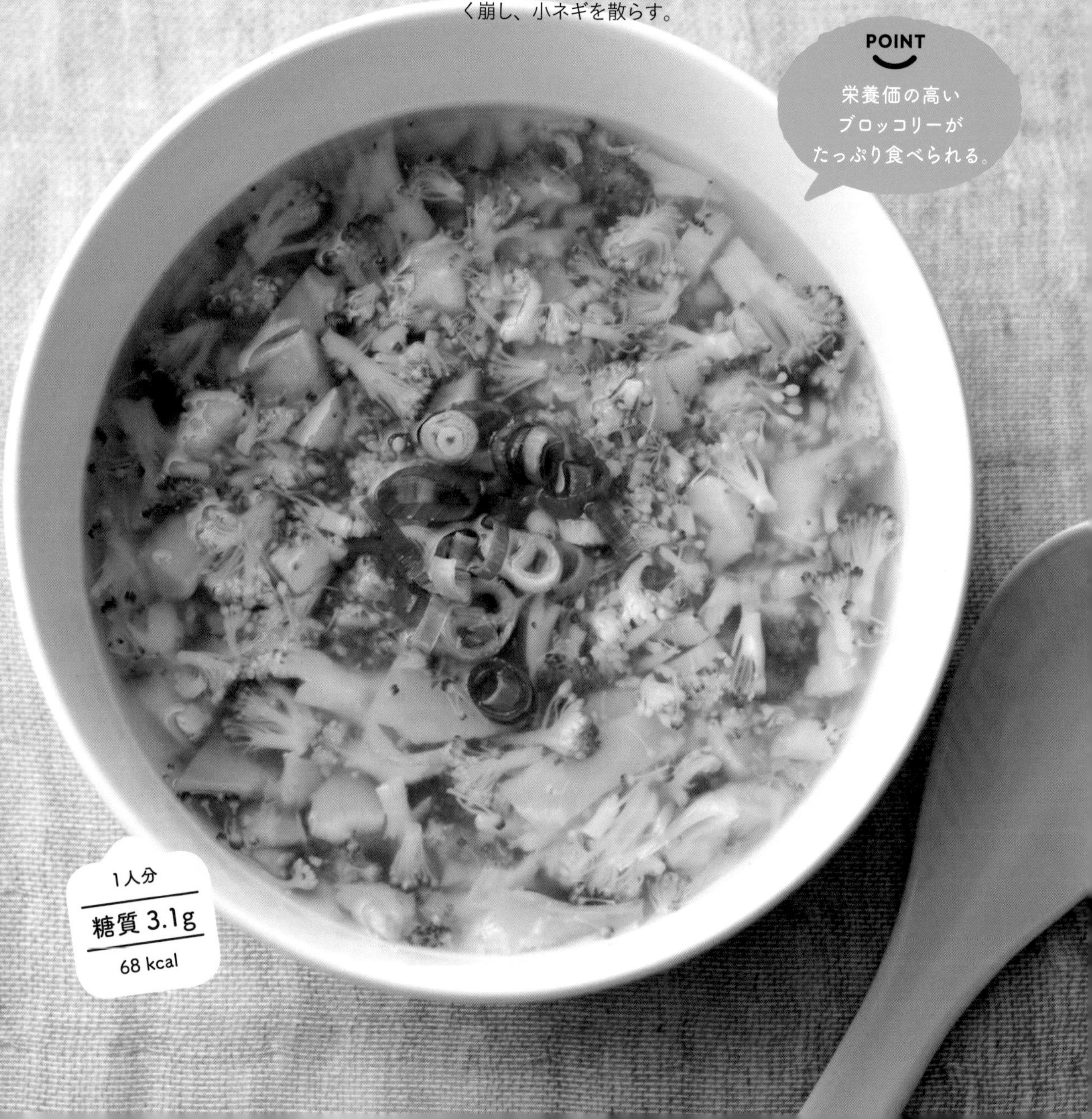

1人分
糖質 3.1g
68 kcal

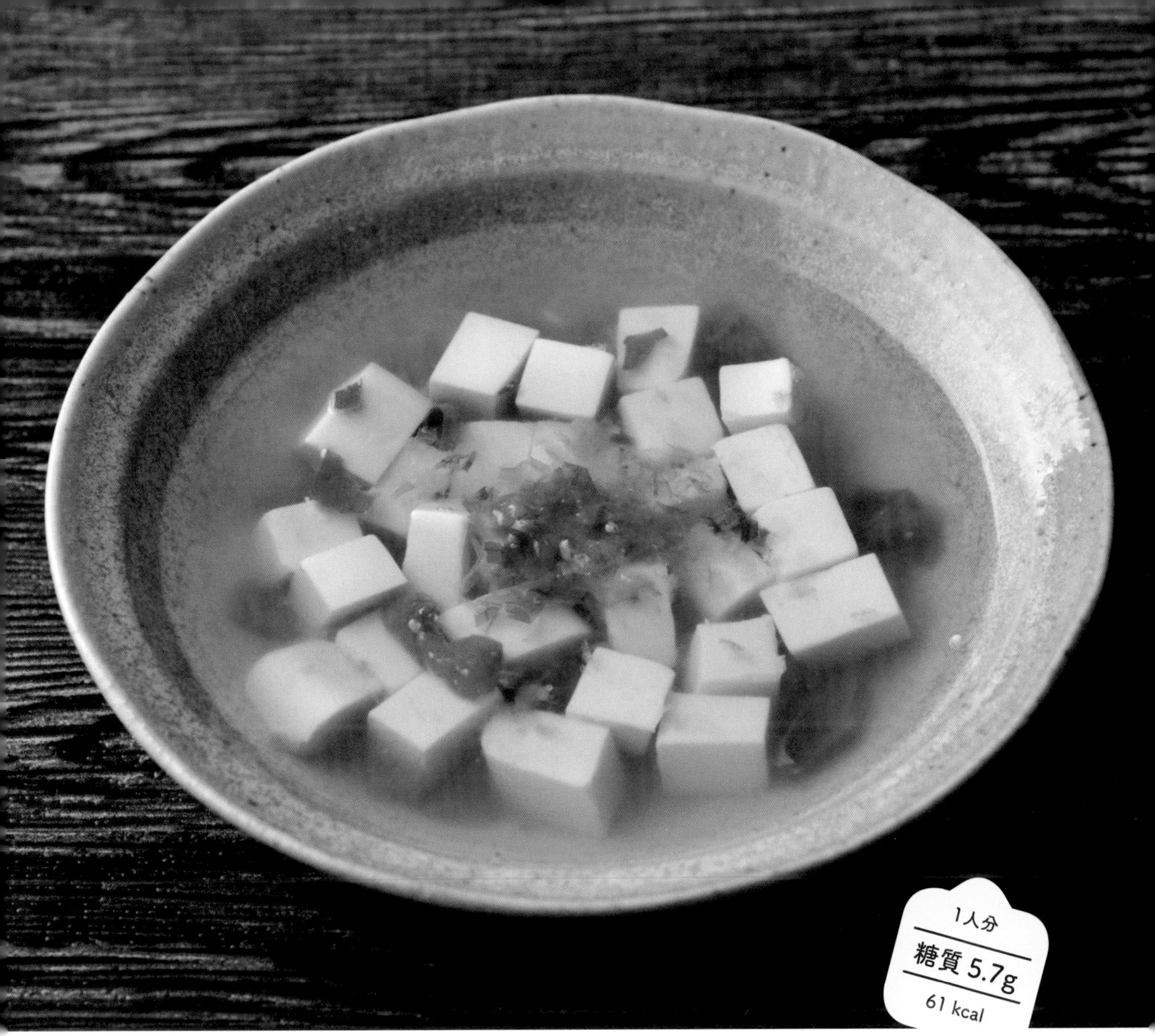

昼

梅の上品な風味が体にやさしい

豆腐と梅干しのスープ

材料（２人分）

豆腐（絹ごし）… 小１パック（150g）
梅干し（うす塩）… 大粒１個
A　白だし … 大さじ２
　　水 … 320㎖
かつお節（お好みで）… 適量

作り方

1　Aを入れた鍋に叩いた梅干しと角切りにした豆腐を入れて中火にかける。沸騰したら完成。お好みでかつお節をかけていただく。

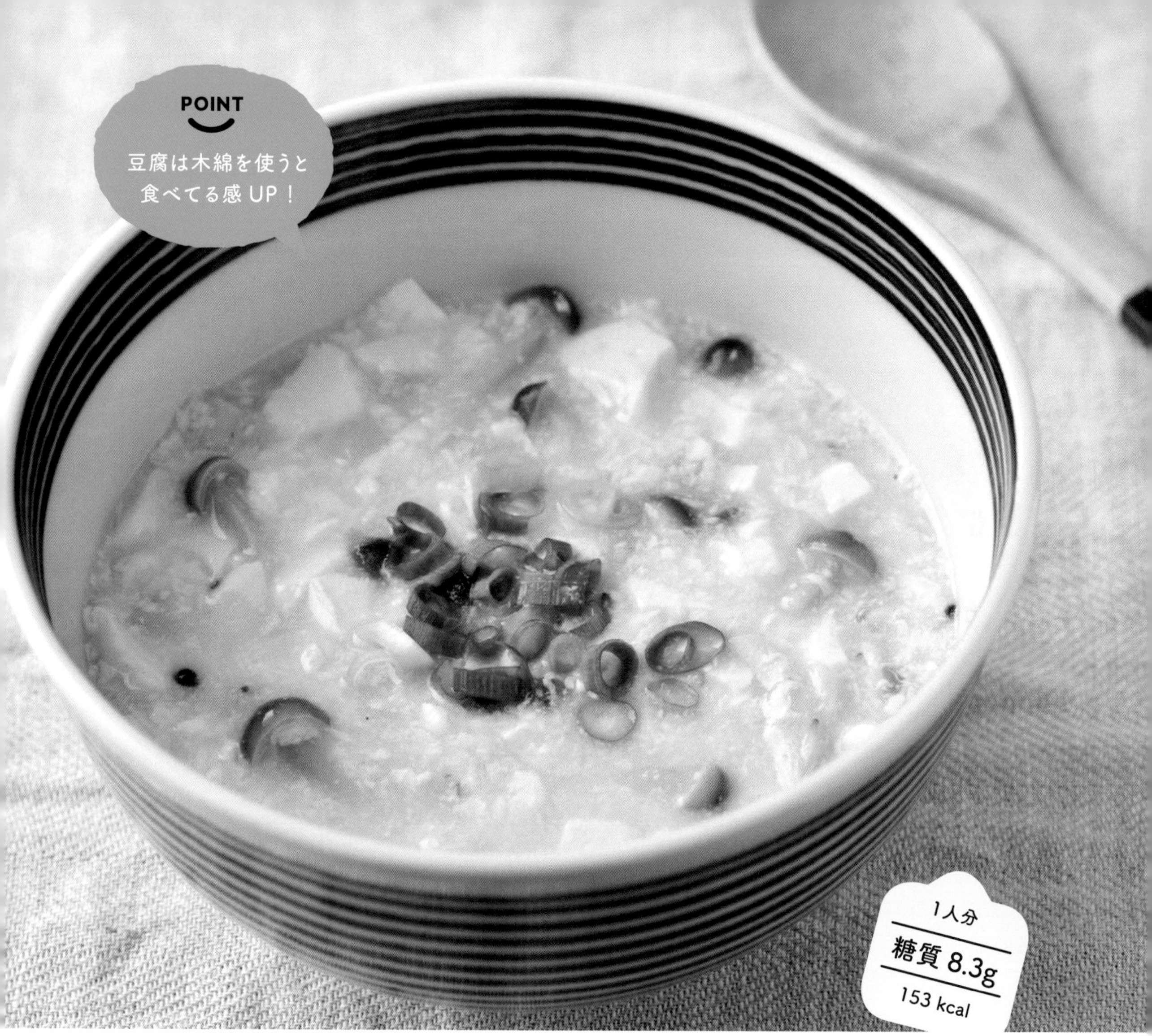
POINT
豆腐は木綿を使うと
食べてる感UP！
1人分
糖質 8.3g
153 kcal

昼

とろみがあって冷めにくく、体が温まる一品

豆腐としめじの卵雑炊

材料（2人分）

豆腐（木綿）…1パック（300g）
しめじ…1/2パック（50g）
水…350㎖
白だし…大さじ3
水溶き片栗粉（片栗粉、水…各大さじ1）
卵…1個
小ネギ（小口切り）…適宜

作り方

1 水と白だしを入れた鍋に豆腐を崩しながら入れて中火にかけ、石づきをとってほぐしたしめじを加える。

2 沸騰したら水溶き片栗粉を加えてとろみをつけ、最後に溶きほぐした卵を回し入れて火を止める。あれば小ネギを散らす。

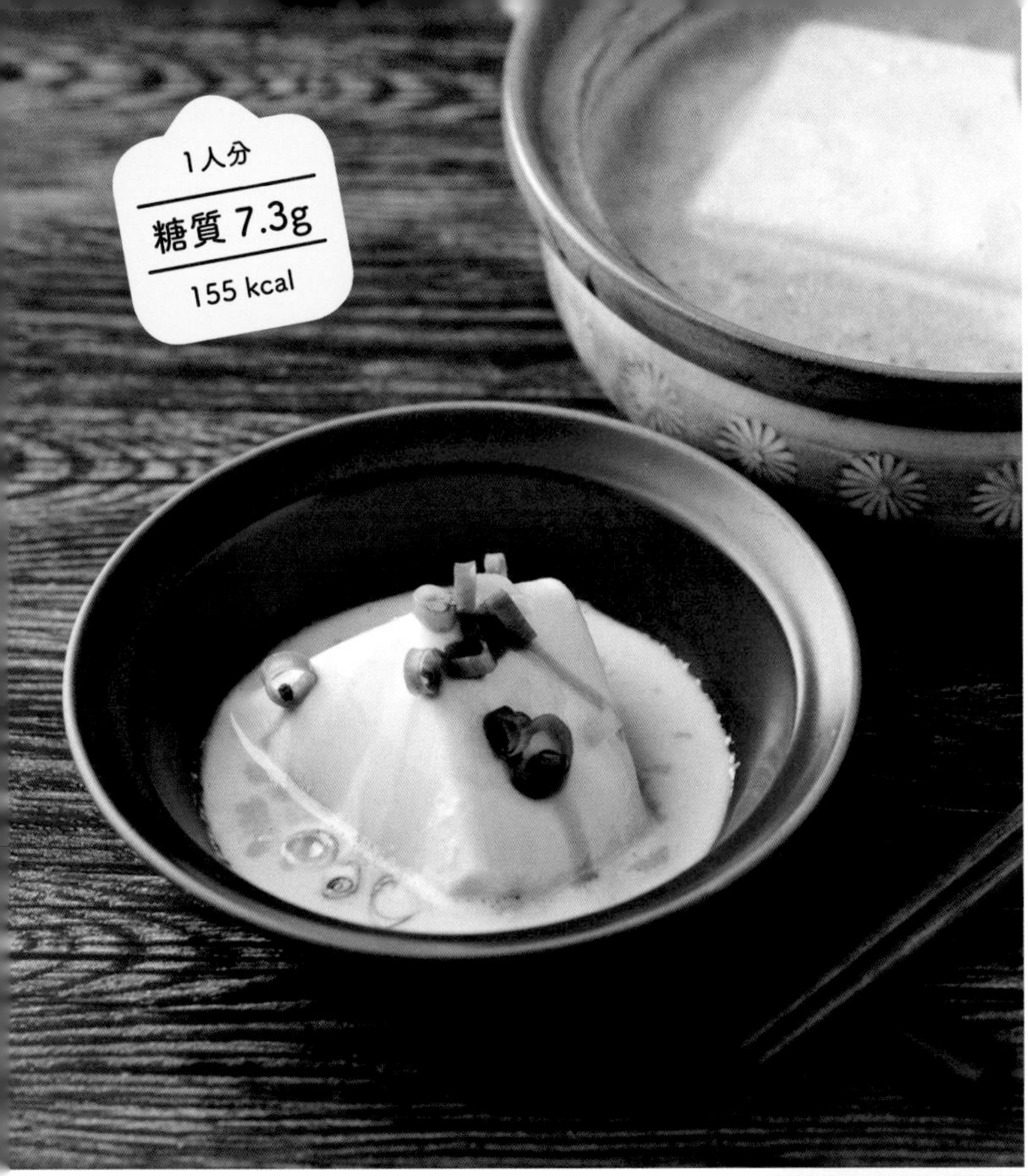
1人分
糖質 7.3g
155 kcal

昼

低糖質なのに、奥行きある味わい

とろとろ
豆乳湯豆腐

材料（2人分）

A | 豆腐（絹ごし）…1パック（300g）
  | 無調整豆乳…500㎖
  | 白だし…大さじ1
  | 重曹…小さじ1

ポン酢 or 塩（お好みで）…適量

小ネギ（小口切り）…適宜

作り方

1 Aの材料をすべて鍋に入れて火にかける。沸騰してから5分ほど弱火にかけて豆腐の中まで温める。器に盛ったら、あれば小ネギを散らし、お好みでポン酢や塩をかけていただく。

昼

東北のご当地レシピ研究から
生まれた逸品

まいたけ納豆汁

材料（2人分）

まいたけ…1パック（100g）

水…300㎖

白だし…大さじ2

味噌…大さじ1と1/2

納豆…1パック

作り方

1 小鍋に、水、白だし、ほぐしたまいたけを入れて中火にかけ、沸騰したら火を止めて味噌をとく。納豆を加え、鍋の中で混ぜる。

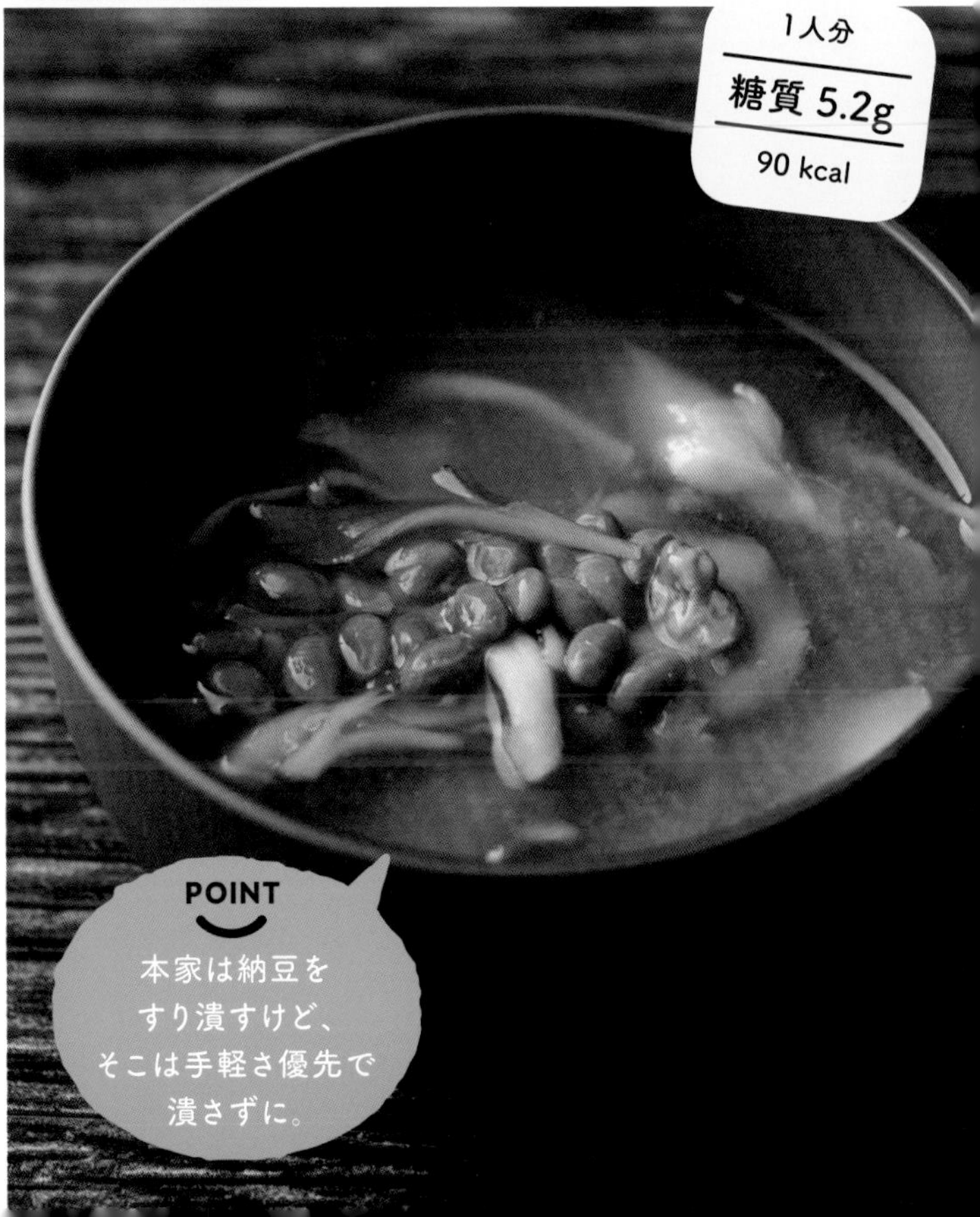
1人分
糖質 5.2g
90 kcal
POINT
本家は納豆を
すり潰すけど、
そこは手軽さ優先で
潰さずに。

良食日　水曜〜金曜日の過ごし方

POINT

- やせモード期間に体脂肪をガンガン燃やす
- 自分の生活スタイルのなかで食べ方のコツをつかむ

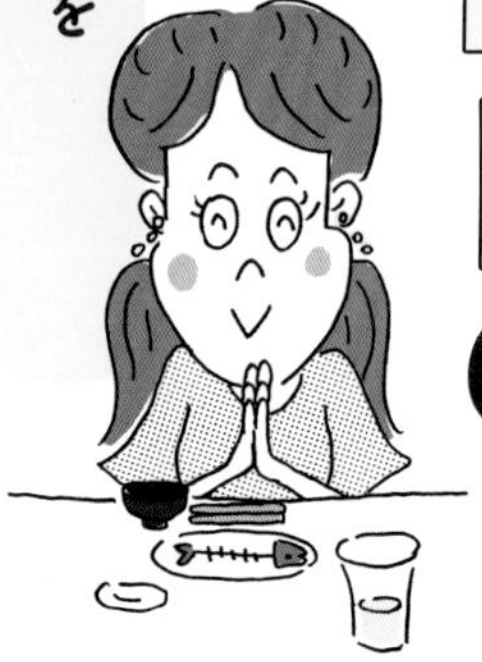

水曜から金曜までの良食日は、回復食を経て本調子になってきた胃腸に、体が必要とする栄養素を届けるのと同時に、食べ方のコツを身につける3日間です。不食によって燃焼モードのスイッチの入った体は、腸内環境を整え、代謝を促進する良食によって、**脂肪をエネルギーへと変えていく“やせモード期間”**へと移行します。

良食の基本メニューは、朝「ヨーグルト＋旬の果物(2分の1個)」、昼「おかずのみ」、夜「野菜の料理」。1日のなかで脂肪燃焼の時間が長くなるように考え抜いてあります。

朝は、**腸内環境の改善にプラスに働く乳酸菌や酵素、ビタミン類を届けます。**季節のフルーツはその時季に体に不足しがちなビタミン類が豊富で合理的です。たとえば夏のスイカは利尿作用と疲労回復効果が高く、冬のみかんはビタミンCたっぷりで、風邪の予防にぴったりです。ヨーグルトが苦手な方や冷えやすい方は、回復食でおすすめしたような野菜スープや味噌汁でもOKです。

昼間は、良質なタンパク質と野菜を中心に、主菜・副菜をバランスよく摂るよう心がけてください。たとえば鶏の照焼きとほうれん草の胡麻和えといった組み合わせです。肉や魚などのタンパク質をきちんと摂ることで1日のなかで栄養バランスもとれるでしょう。

夜はなるべく胃に負担をかけないよう、野菜メインの料理にします。野菜スープ、野菜炒め、蒸し野菜、ラタトゥイユのような煮込み料理など、サラダばかりにならないよう、アレンジを楽しんで。ただし、イモと名のつく野菜は糖度が高いので、摂りすぎに注意しましょう。

いままで自由に食べていた人には、最初はご飯やパスタが食べられないのが物足りないかもしれませんが、だんだん慣れます！　毎日が理想的なメニューにはならないかもしれませんが、良食で体やお肌の調子が変わってくることを実感しながら、自分の生活スタイルのなかで食べ方のコツをつかみましょう。

良食期間のルール

朝

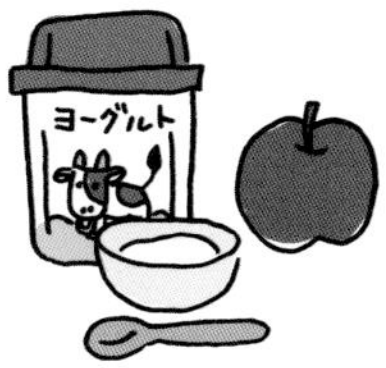

基本は、「ヨーグルト＋旬の果物（1/2 個）」です。ヨーグルトが苦手な方は味噌汁や野菜スープなどの回復食メニューでもOK。ヨーグルトは無糖のものをコーヒーカップ1杯分程度食べます。果物はキウイフルーツ、りんご、グレープフルーツなどの柑橘系がよりおすすめ。お腹がすいて少し朝食を足したいときは、納豆、漬物、キムチなどの発酵食品にしましょう。

昼

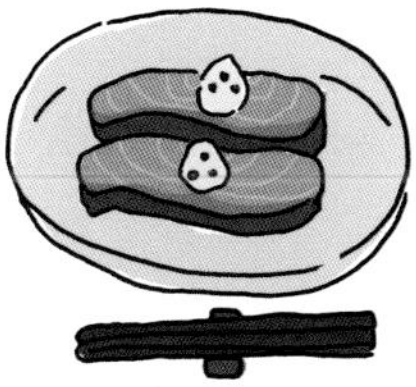

炭水化物を抜き、「おかずのみ」を食べます。「昨日は魚だったから、今日はお肉」と主菜のタンパク質になるべく変化をつけて、副菜の野菜などと組み合わせて食べましょう。揚げ物も可ですが、摂りすぎに気をつけて。毎日同じようなメニューだとネガティブな気持ちになりやすいので、外食の方はお店探しを、自炊派の方は本書の良食レシピを楽しんだりして、工夫しましょう。

夜

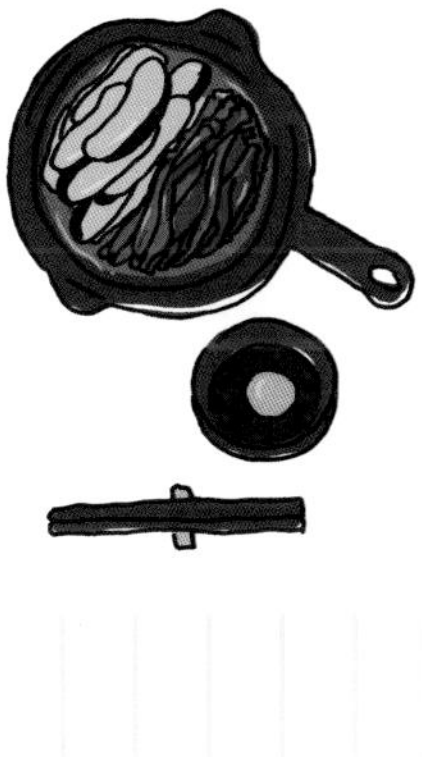

野菜スープやサラダ、蒸し野菜、もしくは「野菜メインの料理」が基本です。野菜でも天ぷらなど揚げ物にすると消化に時間がかかるので、夜はNG。昼にタンパク質をあまり摂取できなかった日や、夕飯から就寝までに4時間ほどある場合は、野菜料理に多少タンパク質をプラスしてもかまいませんが、炭水化物はNG。食事はどんなに遅くとも就寝の2時間前までにすませます。

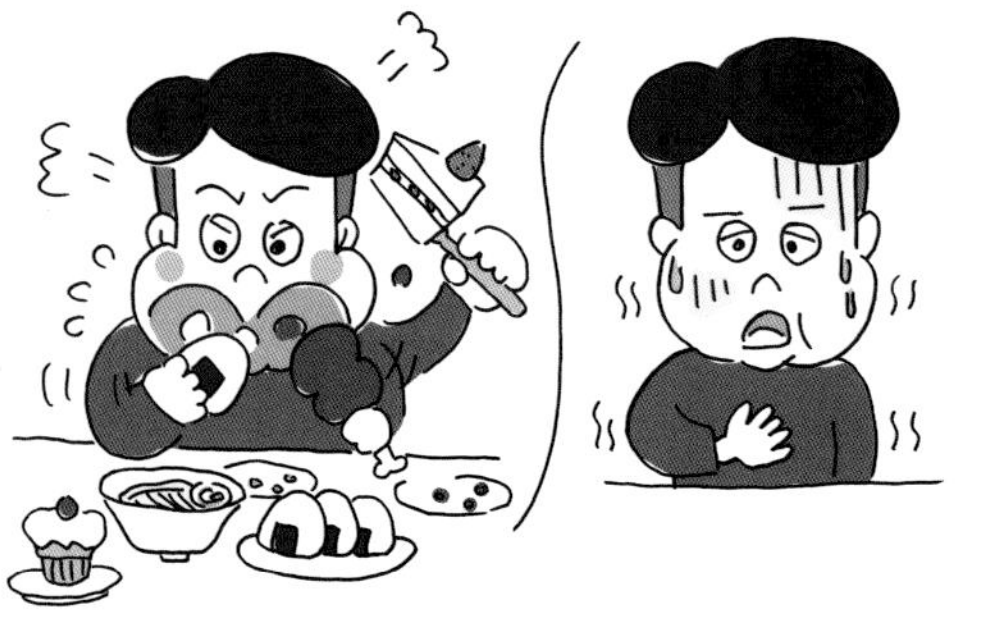

血糖値をコントロールしよう

　良食日の昼は「おかずのみ」です。主食となるご飯・パン類、麺類などの炭水化物を摂らないことで、糖質の摂取を抑えることを目的としています。ですから、糖質の多いカレールーや、トウモロコシやイモ類などは控えめにしましょう。カツ煮などの甘いタレにも糖分がたっぷりですし、天ぷらなどの揚げ物の衣は炭水化物なので要注意です。

　糖質の多い料理を食べると、血糖値が急上昇することはご存知の方も多いでしょう。膵臓から血糖値を下げるホルモンのインスリンが分泌されると、エネルギーとして使われなかった血液中の糖分が脂肪細胞として蓄えられて、肥満が助長されてしまいます。また、血糖値の乱高下は食後の眠気やイライラを招くなど、日常生活にもマイナスです。

　いま日本には糖尿病患者と予備軍が合わせて約2000万人いるといわれていますが、現代人は過食や運動不足によって、血糖値をコントロールする力が低下しています。体が血糖値を上げる際に脂肪を燃やしてケトン体をつくり出す「やせモード」を体質として定着させることが肝心です。

　血糖値を上げにくい食べ方にはいくつかのコツがあって、**まずゆっくり食べること。ひと口20〜30回噛んで食べるとセロトニンが分泌されて満腹中枢を刺激**し、食べすぎの予防にも役立ちます。そして、ベジファーストを実践すること。食物繊維には、糖の吸収を遅らせる作用があるので、「野菜→タンパク質→スープ類（→美食日なら炭水化物）」の順番で食べるとよいでしょう。また油を使うならオリーブオイルは食後の血糖値を低く抑えてくれておすすめです。

COLUMN

間食について

　月曜断食のやりはじめには、良食・美食日の日中、強い空腹感に襲われることもあるでしょう。お水を飲んだり、スポーツ飲料を少量口にしてもおさまらないときは、旬のフルーツを少量よく噛んで、味わって食べましょう。キウイフルーツ、ブルーベリー、プチトマトなもどがおすすめです。

　もしくは、食塩不使用のミックスナッツ、無糖のドライフルーツやおしゃぶり昆布、低糖のヨーグルトなどでもよいでしょう。くれぐれも2〜3口程度にしておきましょう。

朝食の基本は、ヨーグルト＋旬の果物

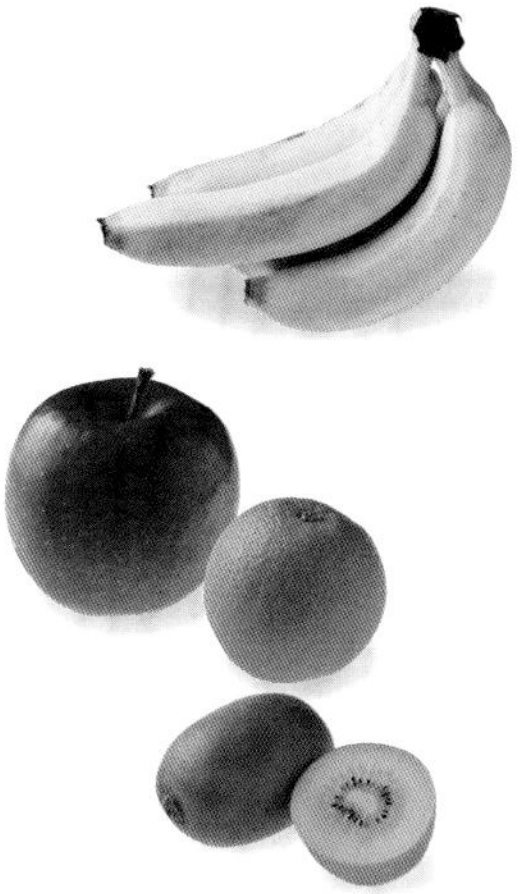

良食日の朝のルールについて、みなさんから質問の多い点を補足します。まず、**ヨーグルトは無糖がベスト**ですが、無糖が苦手な方が甘味をプラスするときは、砂糖ではなく、果物の甘味、はちみつなど天然の甘味を足しましょう。ヨーグルトの酸味が苦手な方は、おからパウダーを混ぜると酸味がやわらぎます。

瘀血《おけつ》タイプや水滞タイプの方は、冷たい食べ物が苦手かもしれません。ヨーグルトは温めても成分は変わらないので、電子レンジで10～20秒温めてホットヨーグルトにするのもよいでしょう。

果物は、なるべく旬のものを食べましょう。**旬の果物はその時季に摂りたい栄養が凝縮されている天然のサプリメント**です。レモン、グレープフルーツ、オレンジ、みかんなどの柑橘類は脂肪燃焼効果も高く、よりおすすめです。ただし、果物は食べすぎると逆に太る原因になるので、2分の1個の分量を守りましょう。

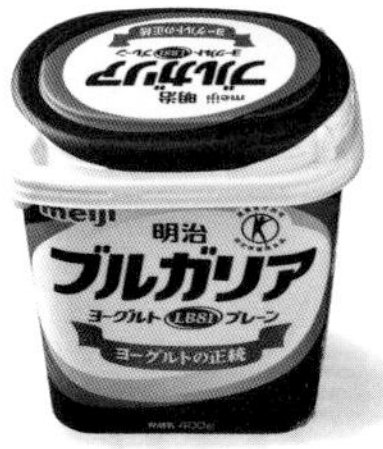

体験者の声！

●**昼食後も眠くならず、バリバリ仕事できます。今まで、帰りの電車ではぐったりしていたのが元気になり、空いた座席を探さなくなりました。**（50代女性・1カ月で2kg減）

●**予想外の外食も入ってくるけど、食べすぎた日は夕食を抜いてそれほど苦もなく取り組めました。体温が高くなり、代謝が上がってきたのを実感。**（40代女性・1カ月で3kg減）

●**1食こぶし2つ分なので必然的に食費が減り、その分、いつもよりいい食材に替えたり、美食日は本当に自分が食べたいものを厳選するようになり、食べることが楽しくなりました。**（40代・1カ月半で7.7kg減）

●**その日中に寝ることを心がけ、ムダにテレビを見ることがなくなったら1時間半も早く起きられるようになった。毎日お弁当をつくることができるようになり、食費（外食費）が減った。**（30代女性・1カ月で7.7kg減）

●**月曜断食をはじめて汗をかきやすくなった。肌が綺麗になってきて、食べる量が少なくても満足できるようになった。体を動かしやすく、眠くなりやすくなりました。**（30代女性・2カ月で8.2kg減）

●**土日は炭水化物ＯＫで、不食日以外はお酒が飲めるのがよかった！**（40代女性・5カ月半で11.2kg減）

朝

ナツメグで高級感アップ

すりおろしりんご＋ヨーグルト

材料（1人分）

無糖ヨーグルト…100g
りんご…1/4個
ナツメグ or シナモンパウダー
（お好みで）…適量

作り方

1 りんごは皮ごとすりおろし、ヨーグルトにのせる。お好みでナツメグかシナモンパウダーをふりかける。

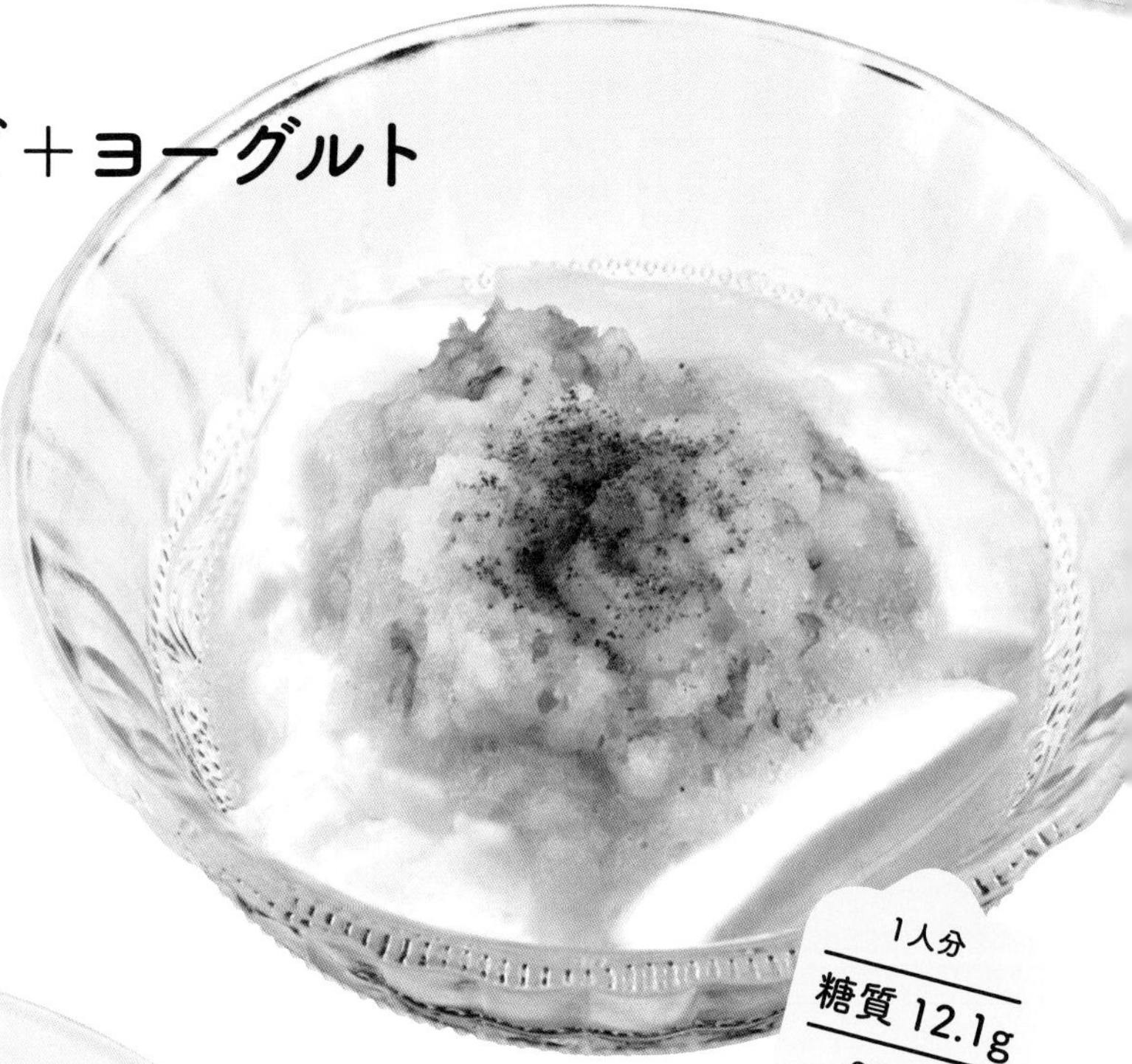

1人分
糖質 12.1g
93 kcal

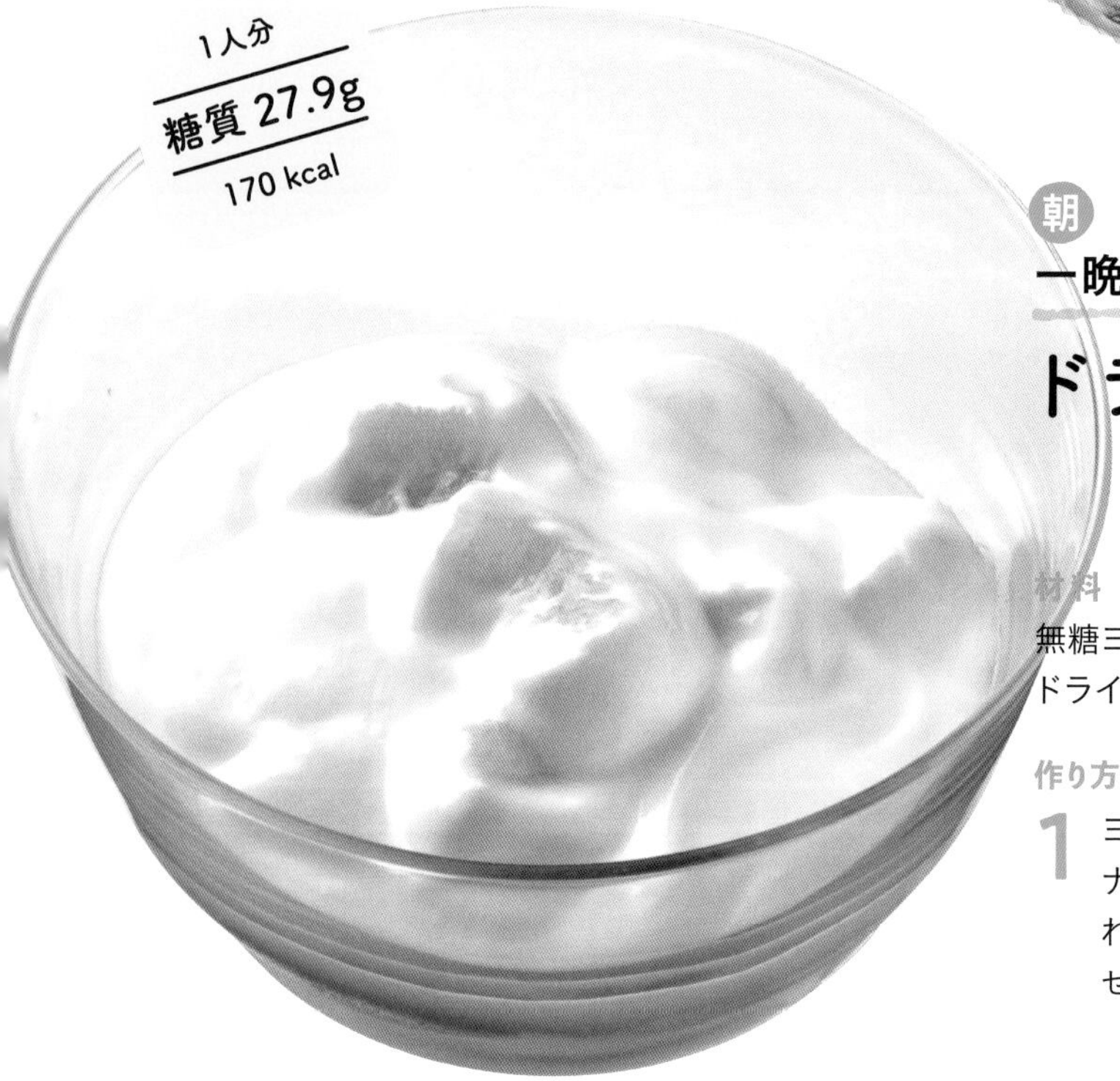

1人分
糖質 27.9g
170 kcal

朝

一晩寝かせるだけ！

ドライフルーツ＋ヨーグルト

材料（3人分）

無糖ヨーグルト…1パック（400g）
ドライフルーツ（パイナップルなど）…75g

作り方

1 ヨーグルトのパックにそのままパイナップルなどのドライフルーツを入れて軽く混ぜ、一晩冷蔵庫で寝かせ、適量をいただく。

朝

超簡単バランス食

バナナとヨーグルトのスムージー

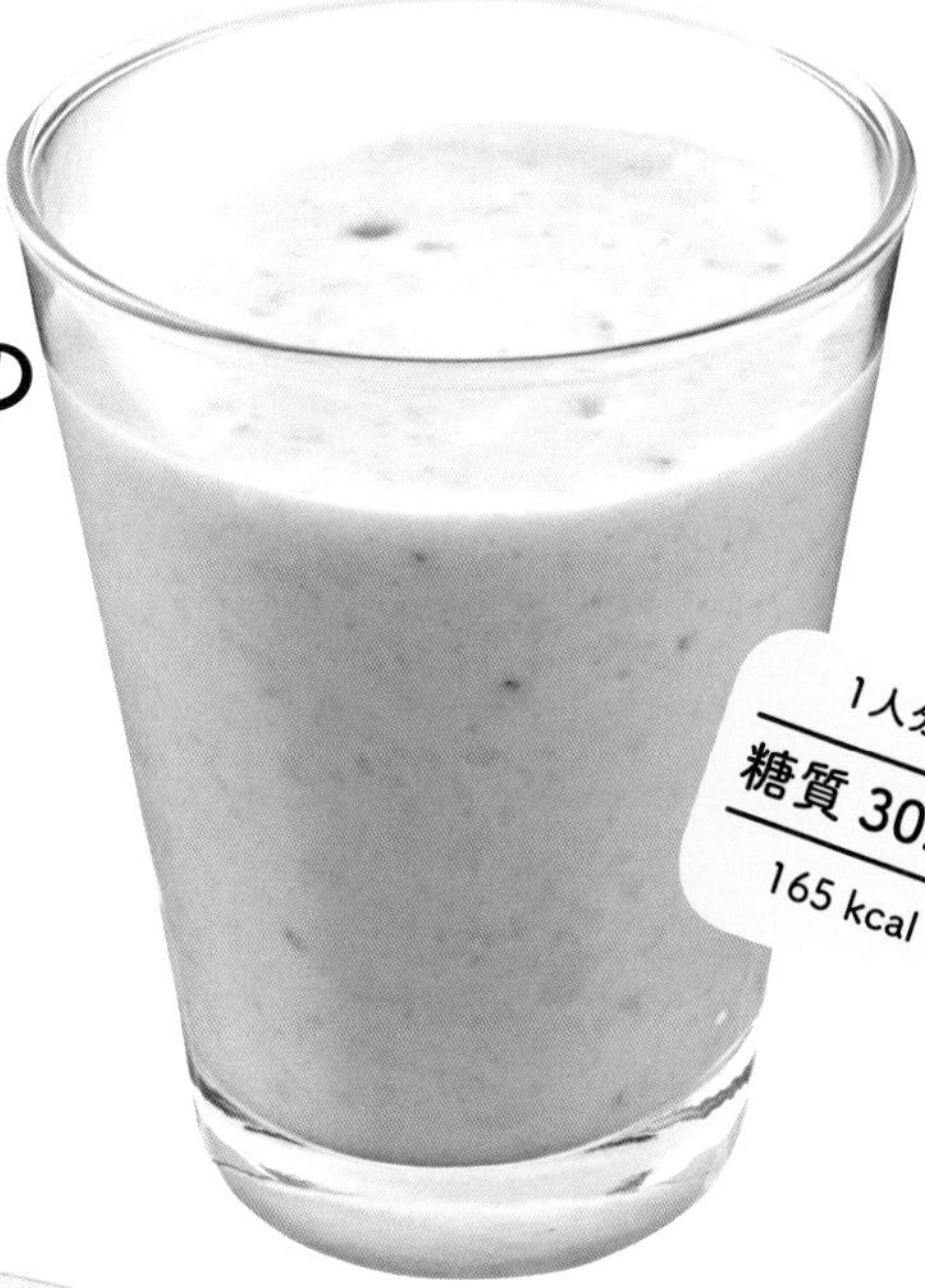

材料（1人分）
無糖ヨーグルト … 100 g
バナナ … 1 本

作り方

1 材料をミキサーに入れて攪拌する。1 人分には手動のチョッピングカッターを使うと便利。

1人分
糖質 30.5g
165 kcal

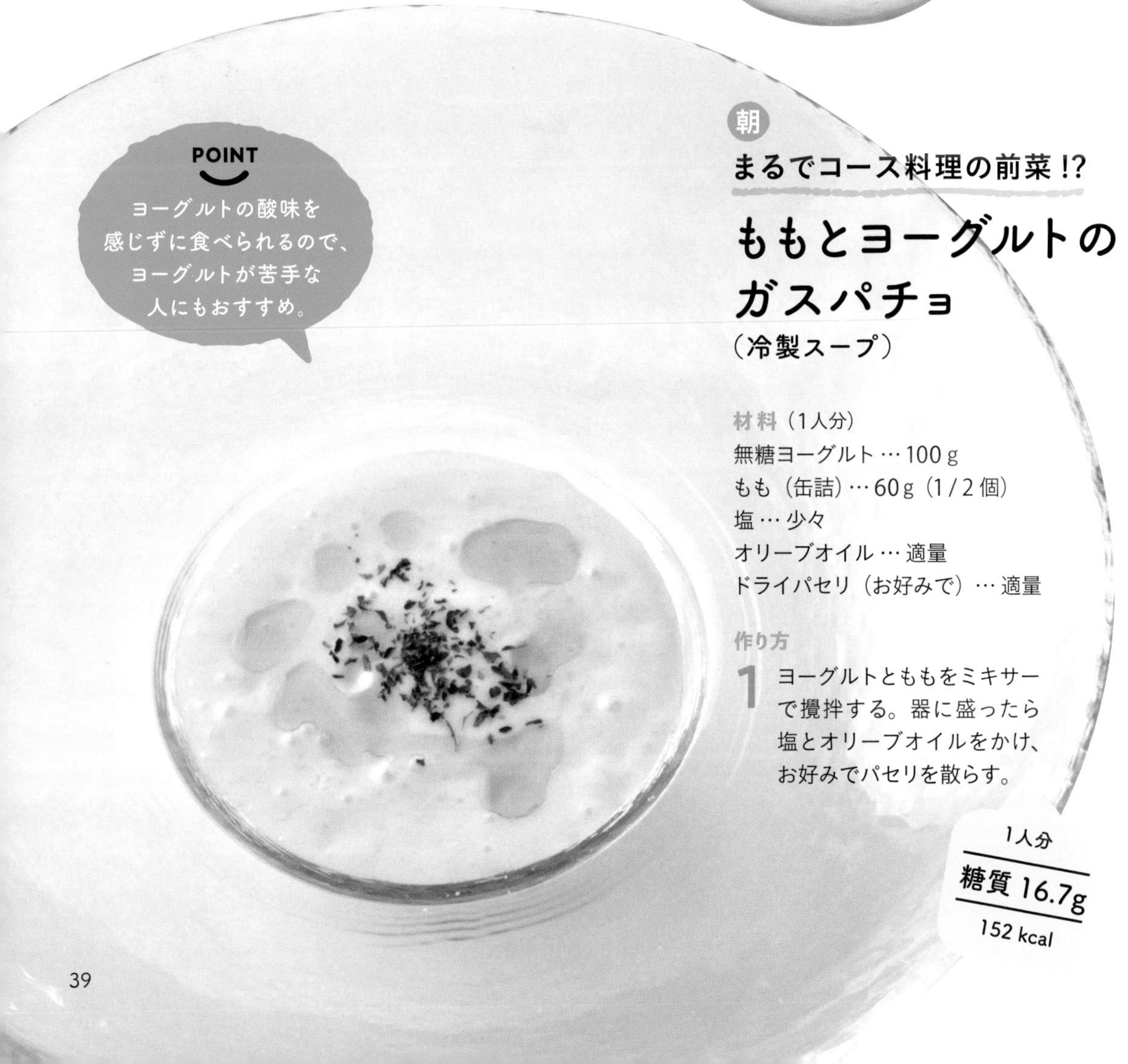

POINT
ヨーグルトの酸味を感じずに食べられるので、ヨーグルトが苦手な人にもおすすめ。

朝

まるでコース料理の前菜 !?

ももとヨーグルトのガスパチョ
（冷製スープ）

材料（1人分）
無糖ヨーグルト … 100 g
もも（缶詰）… 60 g（1/2 個）
塩 … 少々
オリーブオイル … 適量
ドライパセリ（お好みで）… 適量

作り方

1 ヨーグルトとももをミキサーで攪拌する。器に盛ったら塩とオリーブオイルをかけ、お好みでパセリを散らす。

1人分
糖質 16.7g
152 kcal

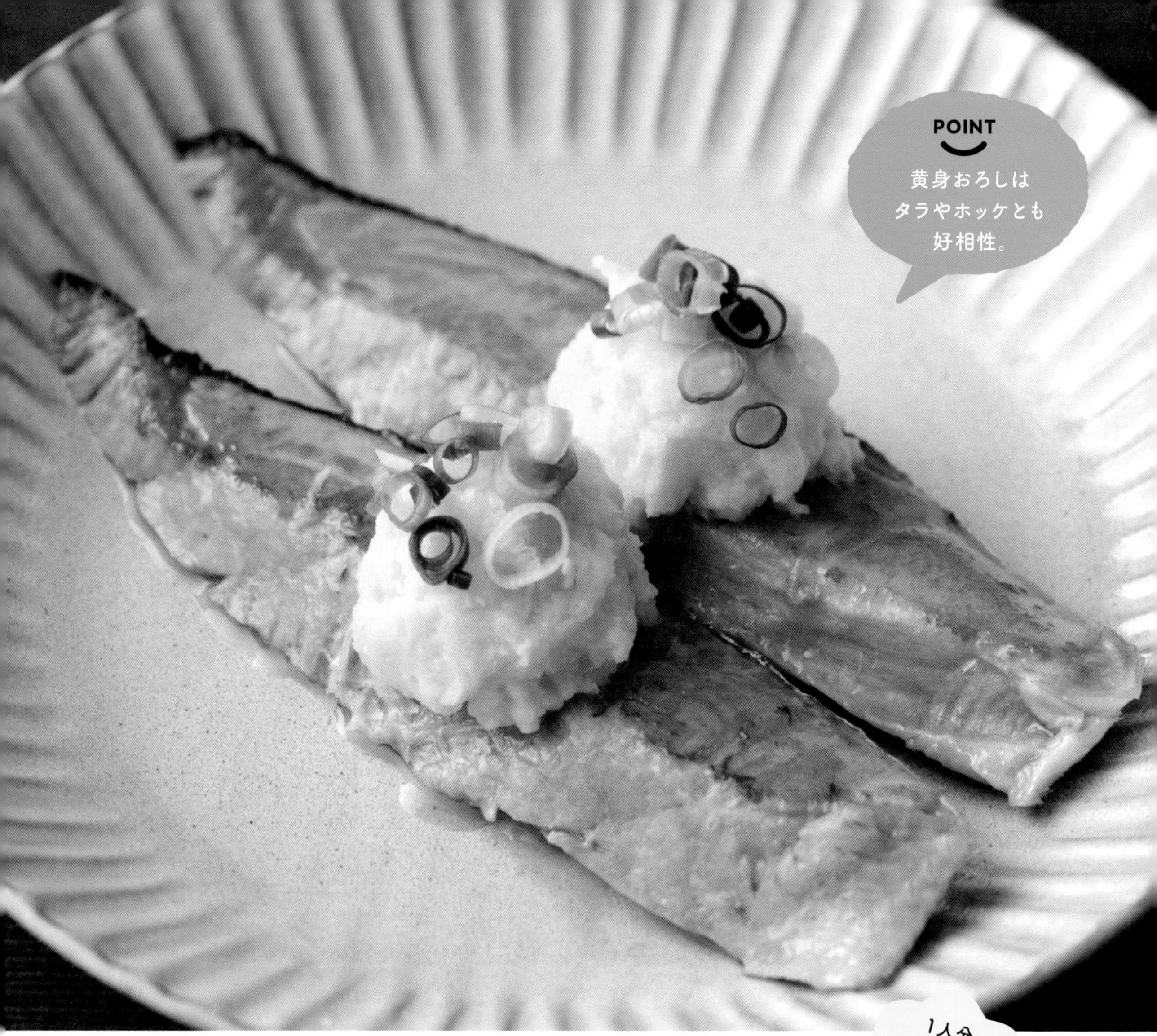
POINT
黄身おろしは
タラやホッケとも
好相性。

1人分
糖質 1.0g
213 kcal

昼

鮮やかな黄色が食欲をそそる、脂肪分解レシピ

鮭の黄身おろしのせ

材料（2人分）

甘塩鮭（切り身）… 2 切れ
大根 … 120g（約5㎝）
卵黄 … 1 個分
サラダ油 … 小さじ 2
小ネギ（小口切り）… 適量

作り方

1 フライパンにサラダ油をひいて、中火で鮭の両面を焼いて皿に盛る。鮭は火を通しすぎると身が固くなるので、余熱で中まで火を通すようにするとふっくら焼き上がる。

2 すりおろして水気を切った大根を卵黄とよく混ぜ、1にのせて小ネギを散らす。

良食レシピ

昼

うまみが濃縮されているのに、さっぱり！

豚肉の無水梅常夜蒸し

材料（2人分）

ほうれん草…1袋（200g）
豚バラ肉…160g
梅干し（うす塩）…大粒1個
酒…大さじ5
白だし…大さじ1
塩…適宜

作り方

1 ほうれん草は4等分、豚バラ肉は4～5cm幅に切る。

2 小さめの鍋にほうれん草を敷いてその上に豚バラ肉をのせ、真ん中に梅干しをのせる。酒と白だしを入れて蓋をし、弱火で15分煮る。梅干しを崩しながら、お好みで塩でいただく。

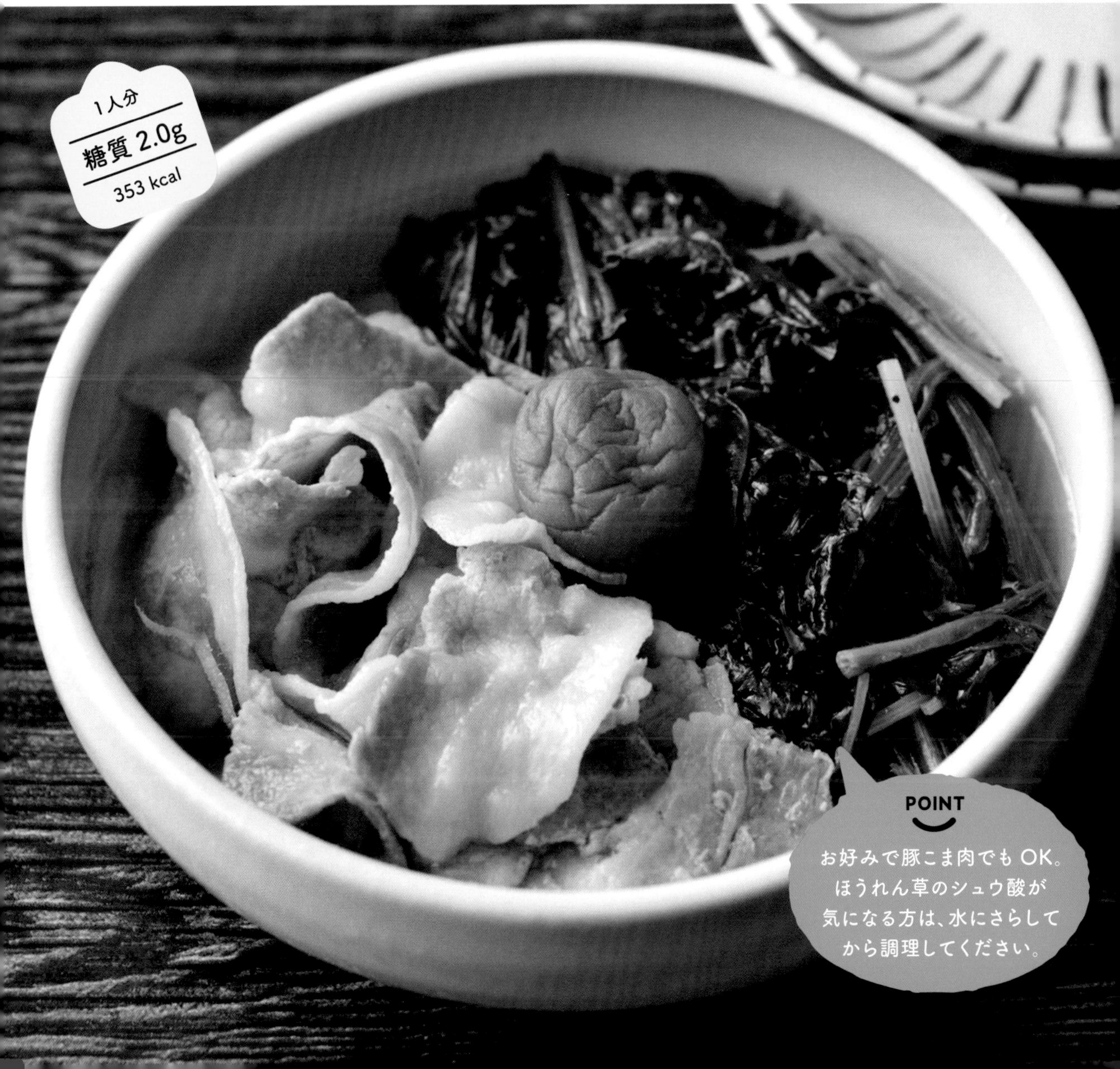

1人分
糖質 2.0g
353 kcal

POINT
お好みで豚こま肉でもOK。ほうれん草のシュウ酸が気になる方は、水にさらしてから調理してください。

「低糖質なのに
濃厚な味わい！
治療院のスタッフたちも
感動していました」
関口

昼

豆腐でも満足感抜群！

豆腐のネギ塩ステーキ

大人気
リュウジの
100円飯が
和風Ver.に

材料（2人分）

豆腐（木綿）… 1パック（300g）
長ネギ … 1/4本
A　塩 … 小さじ1/5
　　酒 … 大さじ1
　　うま味調味料 … 3ふり
粗挽きコショウ（黒）… 適量
ごま油 … 大さじ1

作り方

1 豆腐は厚みを半分にするステーキカット、長ネギは小口切りにする。

2 熱したフライパンにごま油をひき、豆腐に軽く塩（分量外）をふり、両面に美味しそうな焼き目がつくまで中火で焼いたら皿に盛る。

3 同じフライパンでそのままネギを炒め、Aで味つけをしたら2にのせる。仕上げにコショウをふる。

POINT
レモン汁をかけて
さっぱりと食べるのも
おすすめ。

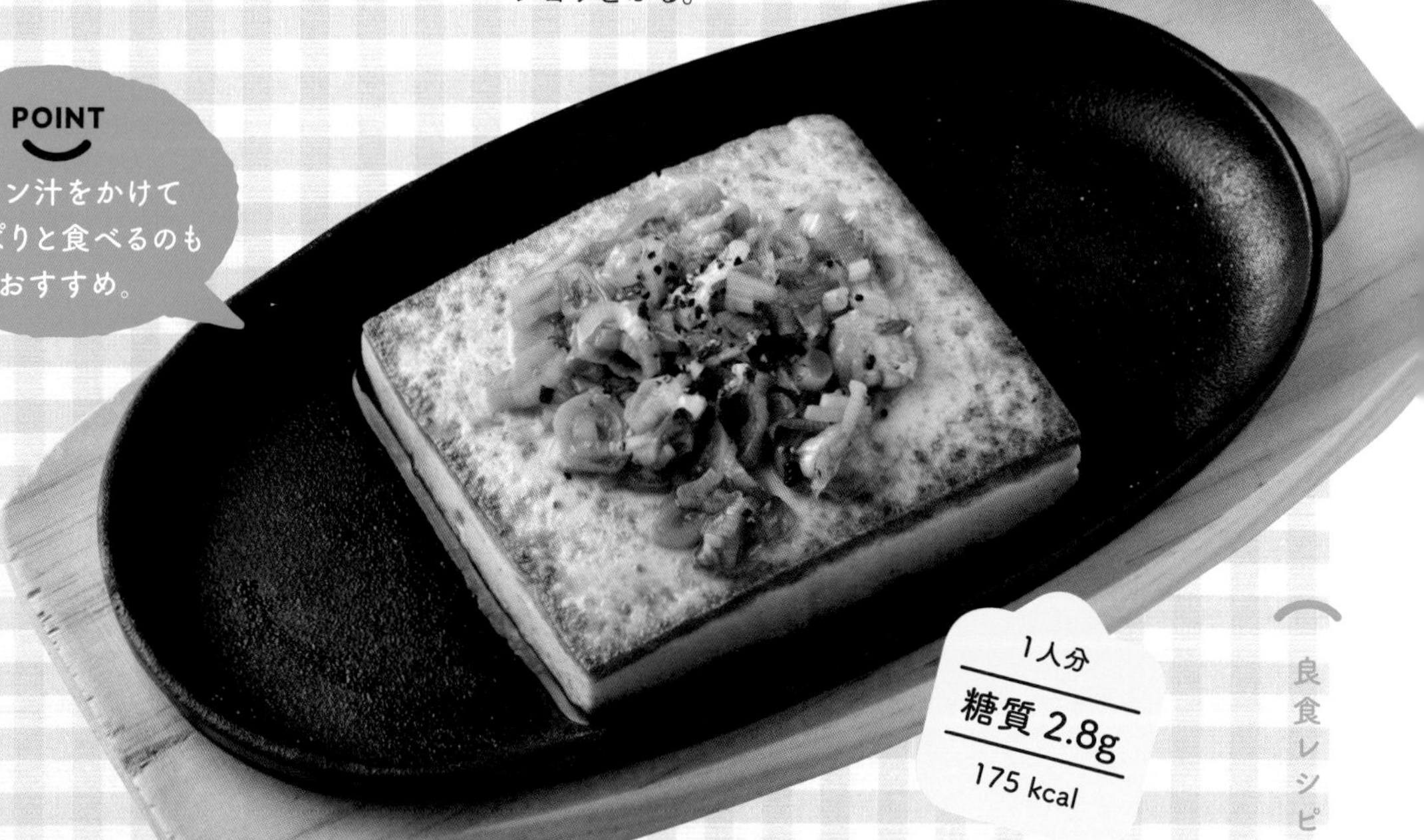

1人分
糖質 2.8g
175 kcal

大人気
バズレシピが
月断Ver.に

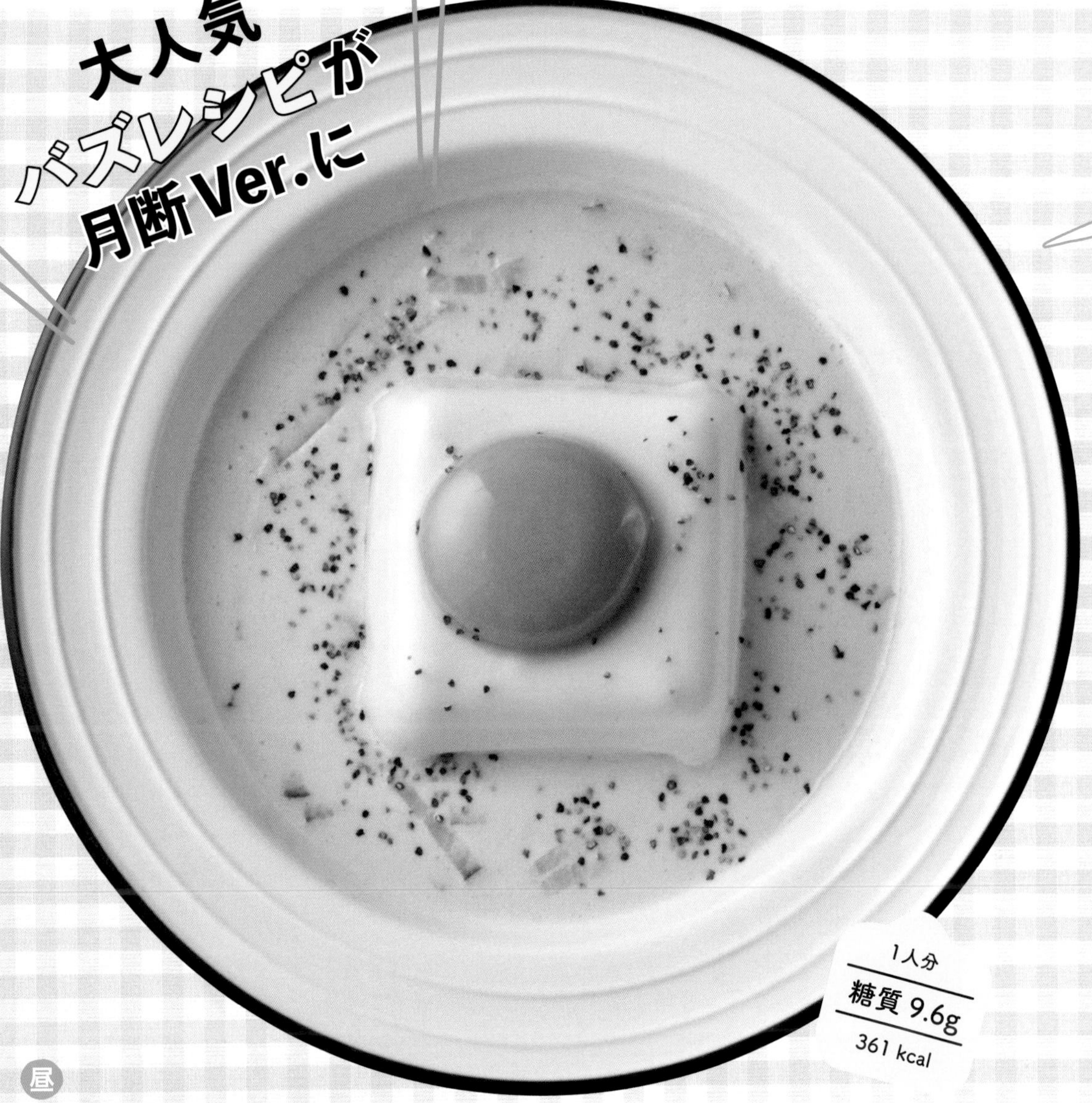

1人分
糖質 9.6g
361 kcal

昼

大人気バズレシピの和風版

和風カルボナーラ豆腐

材料（1人分）

豆腐（絹ごし）… 小1パック（150g）
ベーコン（細切り）… 20g
豆乳 … 80㎖
めんつゆ（3倍濃縮）… 大さじ1
スライスチーズ（とろけるタイプ）… 1枚
卵黄 … 1個分
粗挽きコショウ（黒、お好みで）… 適量

作り方

1 耐熱容器の真ん中に豆腐を入れ、まわりに豆乳とめんつゆをかけてベーコンを散らす。豆腐の上にチーズをのせる。

2 電子レンジ（600W）で2分30秒ほど加熱する。スプーンなどで豆腐の中央をくぼませたところに卵黄をのせ、お好みでコショウをふる。

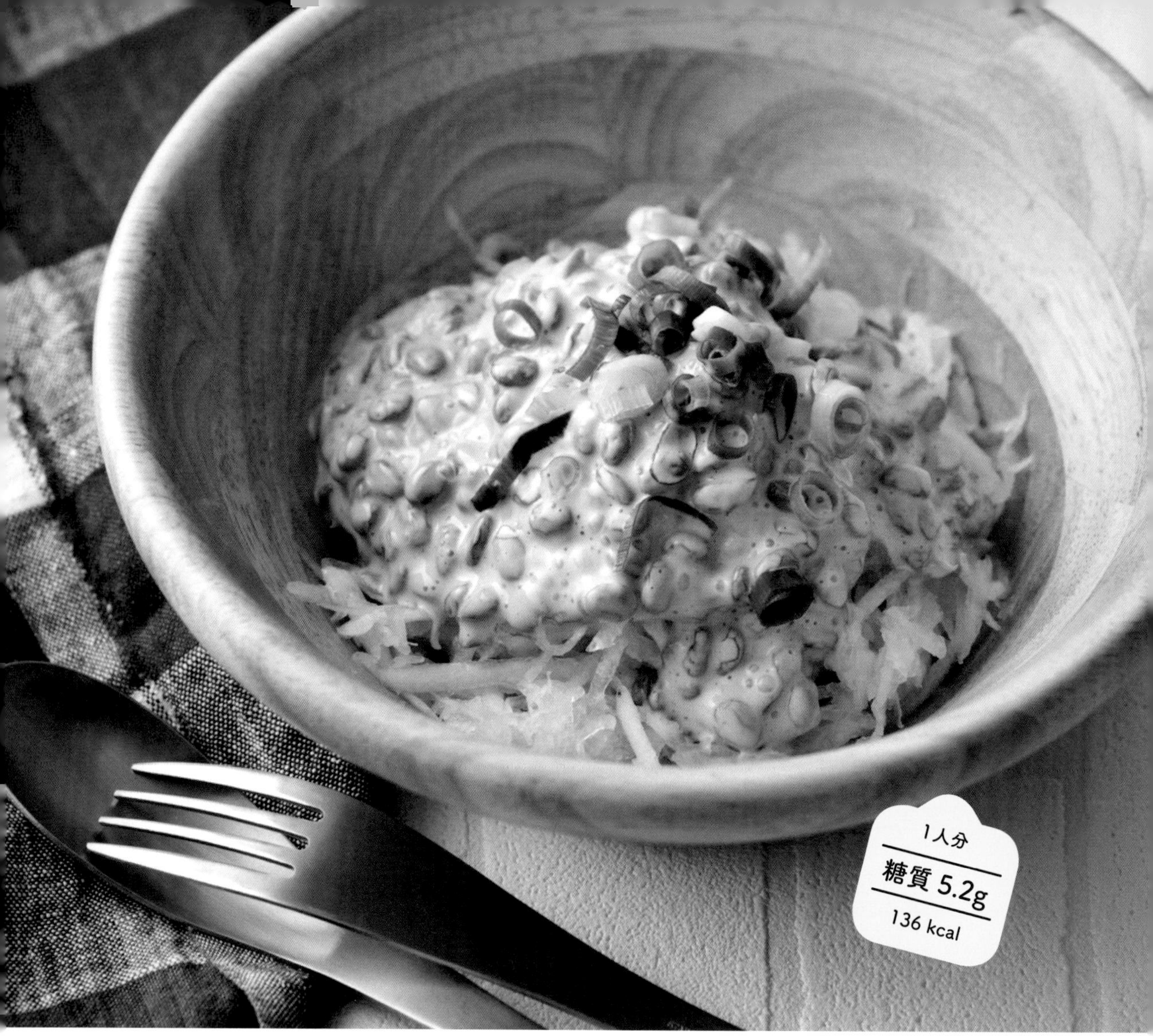

昼

善玉菌を増やしてくれる「快腸」レシピ

納豆大根サラダ

材料（2人分）

大根 … 180g（約 7cm）
納豆 … 1パック
マヨネーズ … 大さじ1と1/2
ポン酢 … 適量
小ネギ（小口切り）… 適量

作り方

1 納豆に付属のタレ、からしとマヨネーズをかけてしっかりかき混ぜる。

2 千切りにした大根に 1 をかけ、ポン酢を回しかけて、小ネギを散らす。

昼

メタボの救世食！ 美肌効果も

焼きこんにゃくのニラ醤油かけ

材料（2人分）

こんにゃく…1枚
ニラ…1/2束
ごま油…小さじ2
A　醤油…大さじ1
　　うま味調味料…3ふり

作り方

1 ニラは細かく刻んでAと混ぜ、5分ほど置いてニラ醤油を作る。

2 こんにゃくはぬるま湯でこすりながらよく洗い、両面に格子状の切り込みを入れる。

3 フライパンにごま油をひいて中火にかけ、こんにゃくに軽く塩（分量外）をふり、両面をしっかり焼きつける。焼きあがったら1㎝幅に切り、1のニラ醤油をかける。

1人分
糖質 1.4g
115 kcal

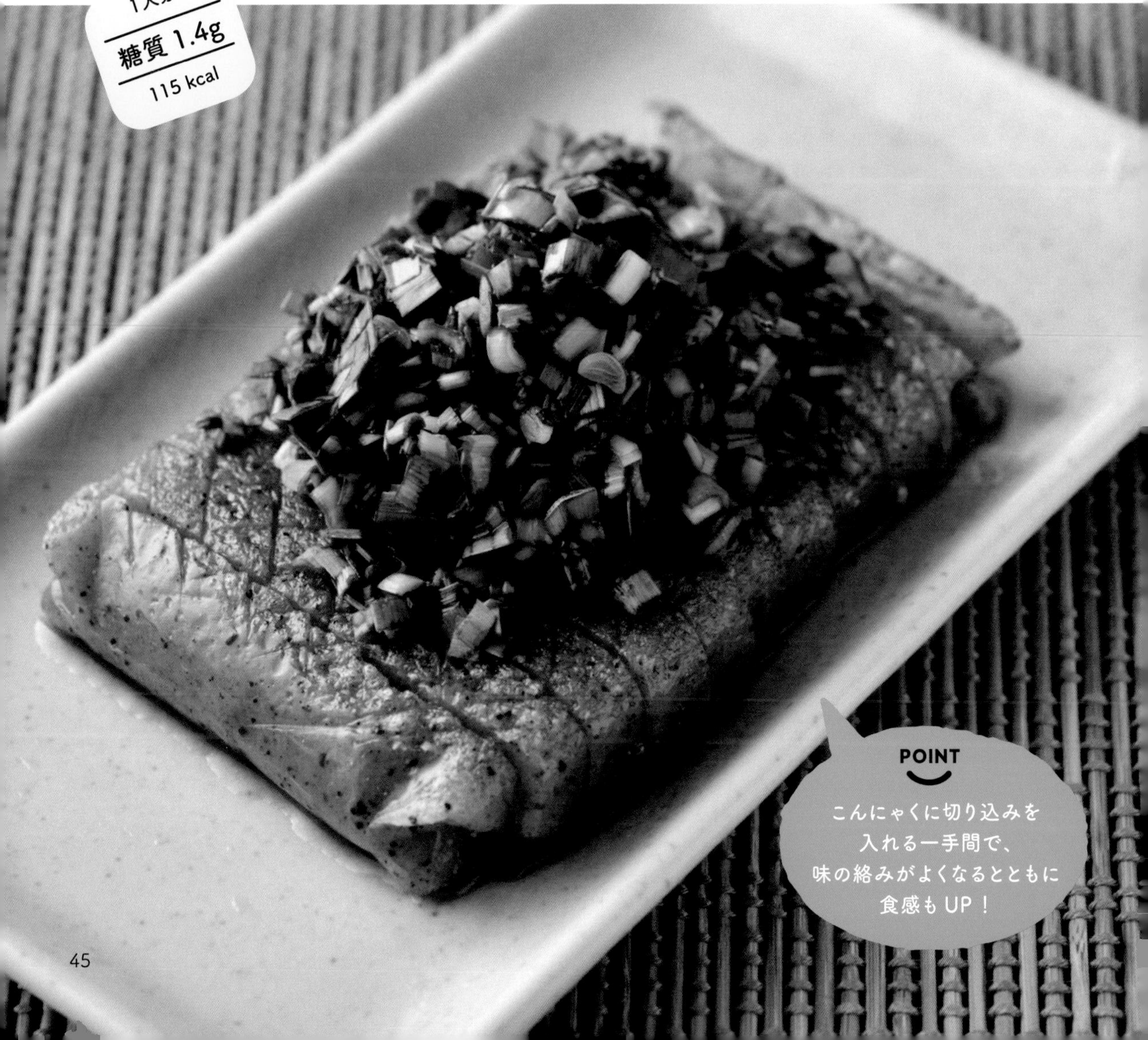

POINT
こんにゃくに切り込みを入れる一手間で、味の絡みがよくなるとともに食感もUP！

シャキシャキ感がたまらない

もやしバクダンつくね弁当

バクダンつくね

材料（2人分）
豚ひき肉 … 170 g
もやし … 100 g
中華調味料（ペースト）… 小さじ1/2
塩、粗挽きコショウ（黒）… 適量
ごま油 … 大さじ1

作り方

1 ボウルにごま油以外の材料を全部入れ、もやしをバキバキと折りながらよくこねる。

2 1を4等分にして1つずつ丸めて形を整える。

3 熱したフライパンにごま油を入れ、中火で中まで火が通るように焼く。

POINT

包丁いらず、つなぎいらずで
驚きの仕上がり。
もやしが間に挟まって、
つなぎなしでもハンバーグの
ような食感に。

にんじんしりしり

材料（2人分）
にんじん … 1本（150g）
卵 … 1個
A ごま油 … 大さじ1
酒 … 大さじ1
白だし … 大さじ1
塩、粗挽きコショウ（黒）… 適量

作り方

1 にんじんは流水でよく洗い、皮付きのまま千切りにしてAと一緒に耐熱容器に入れ、ふわっとラップをかけて電子レンジ（600W）で2分加熱する。

2 1に卵を加えて全体をかき混ぜ、再度ふわっとラップをかけて1分30秒加熱する。塩、コショウで味をととのえる。

ゆでブロッコリー

材料（2人分）
ブロッコリー … 3房（約50g）
塩 … 適量

作り方

1 小房にしたブロッコリーを2分くらい塩茹でする。

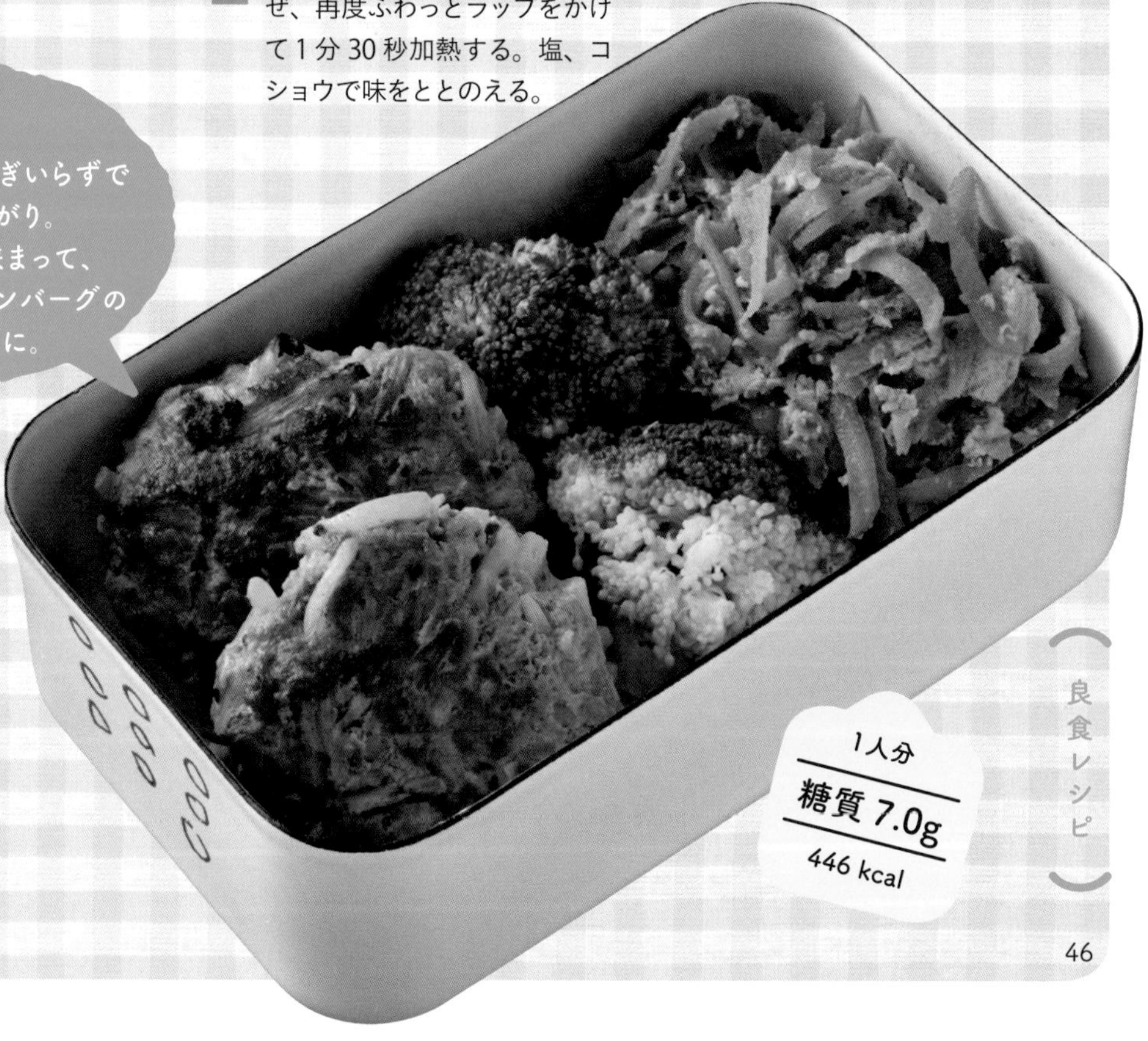

1人分
糖質 7.0g
446 kcal

お米じゃなくても大満足

ヘルシー豆腐チャーハン弁当

「主菜1品+野菜2品で
お弁当はパーフェクトです」
関口

POINT
豆腐は米粒をイメージしながら細かく崩していきましょう。

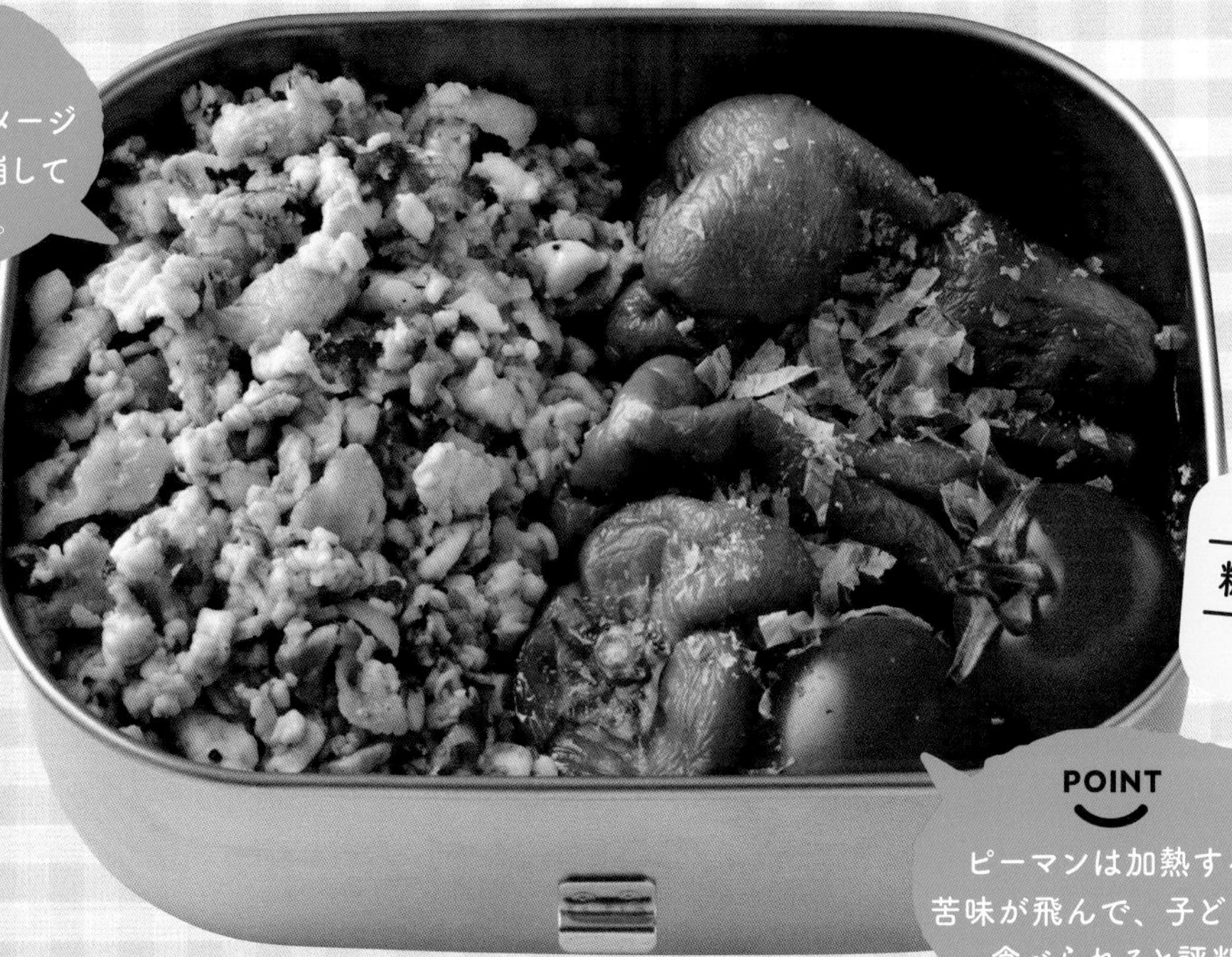

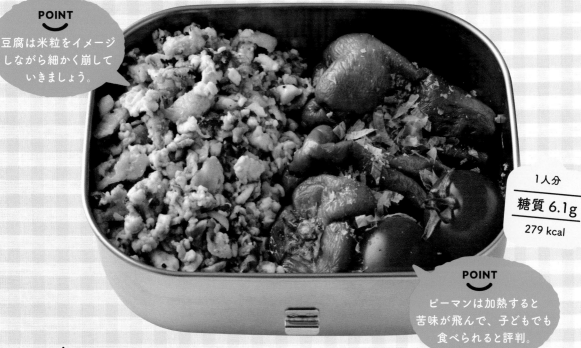

1人分
糖質 6.1g
279 kcal

POINT
ピーマンは加熱すると苦味が飛んで、子どもでも食べられると評判。

豆腐チャーハン

材料（2人分）
豆腐（木綿）…1パック（300g）
豚こま切れ肉（細かく刻む）…60g
長ネギ（みじん切り）…1/8本
サラダ油…大さじ1
A うま味調味料…小さじ1/3
　塩…小さじ1/3
　粗挽きコショウ（黒）…適量
酒…大さじ1
ごま油…少々

作り方

1 フライパンを強火にかけ、豆腐の水分がなくなるまで崩しながら炒めたら、一旦、取り出す。

2 同じフライパンにサラダ油をひいて豚肉を炒める。豚肉をすみによせ、1と長ネギを加えて全体を手早く炒め、Aで味つけをする。最後に酒とごま油を回しかける。

丸ごと蒸しピーマン

材料（1人分）
ピーマン…3個
酒…大さじ1
かつお節…適量
塩…適量

作り方

1 耐熱容器にピーマンを入れて酒をふり、ふわっとラップをかけてレンジ（600W）で4分加熱。仕上げにかつお節と塩をかける。

ミニトマト

入れるだけ。

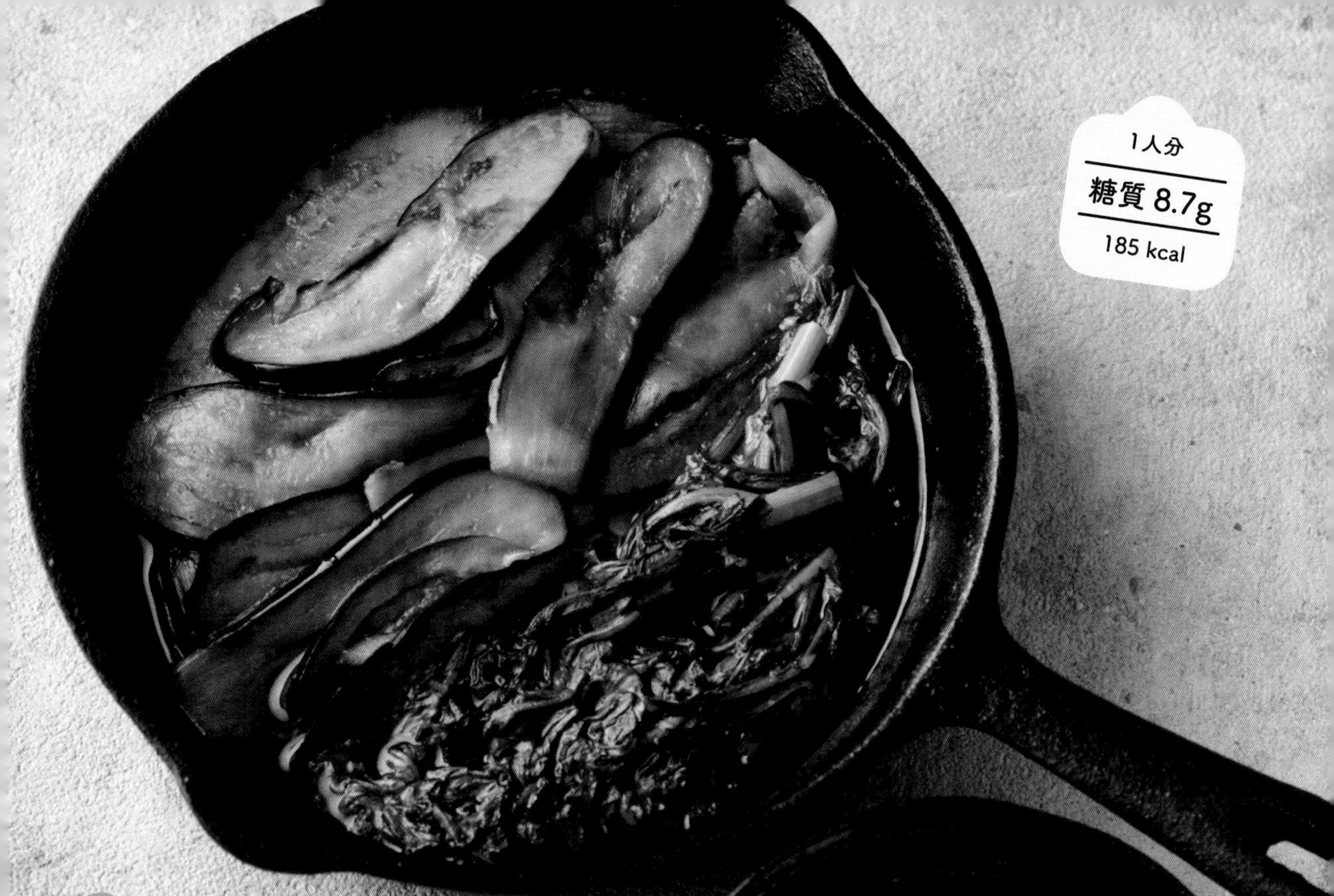

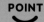

1人分
糖質 8.7g
185 kcal

夜

美味しさにノックアウト

野菜のすき焼き

材料（2人分）
ナス…3本（240g）
春菊…70g
サラダ油…大さじ3
A　めんつゆ（3倍濃縮）…大さじ3
　砂糖…大さじ1
　水…大さじ1と1/3
卵…1個

作り方

1 ナスは縦に細長く5㎜幅に切る。春菊は3等分に切る。Aは混ぜ合わせておく。

2 熱したフライパンにサラダ油を入れ、ナスに軽く焦げ目がつき、透き通るまで中火で焼きつける。

3 そのままフライパンに春菊を入れてAを加え、野菜がしなっとするまで火を通す。卵につけていただく。

POINT

ダイエット中は砂糖の分量が気になるかもしれませんが、つゆを丸ごと飲むわけではないから大丈夫。しっかり味つけしたほうが満足感が高く、結果、食べすぎを防げます。

夜

むくみがとれて、美肌効果も

丸ごとにんじんの食べるスープ（月断 Ver.）

材料（2人分）

にんじん … 2本（300g）
オリーブオイル … 大さじ2
A　水 … 350㎖
　　顆粒コンソメ … 小さじ1強
塩、粗挽きコショウ（黒）… 適量

作り方

1 にんじんは皮をむかずによく洗い、濡れたまま1本ずつラップに包み、電子レンジ（600 W）で8～10分加熱する。やけどに注意して包丁でヘタを除き、粗く刻む。

2 フライパンにオリーブオイルを入れて中火にかけ、1とAを加えて5分程度煮る。仕上げに塩、コショウをふる。

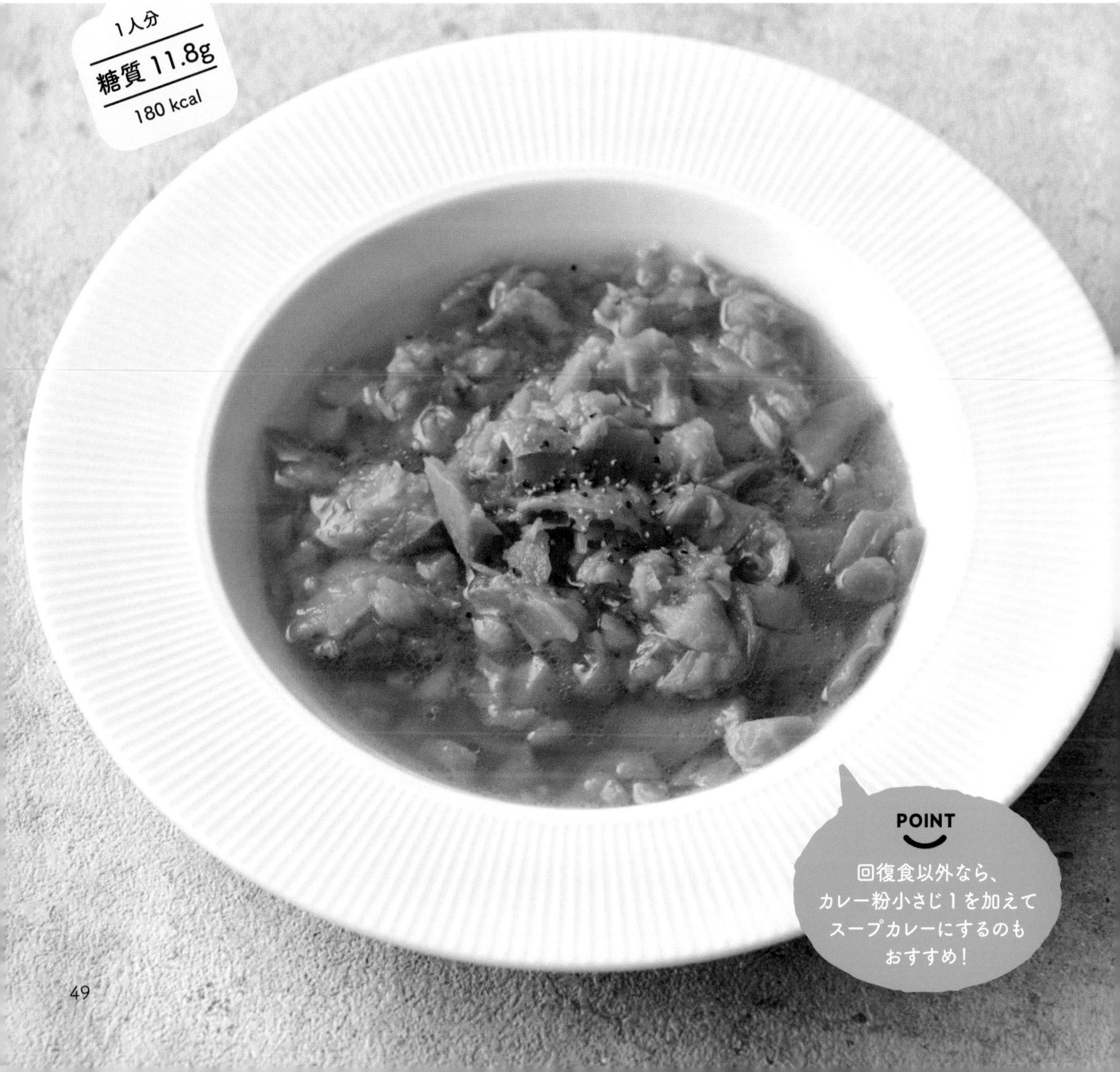

1人分
糖質 11.8g
180 kcal

POINT
回復食以外なら、カレー粉小さじ1を加えてスープカレーにするのもおすすめ！

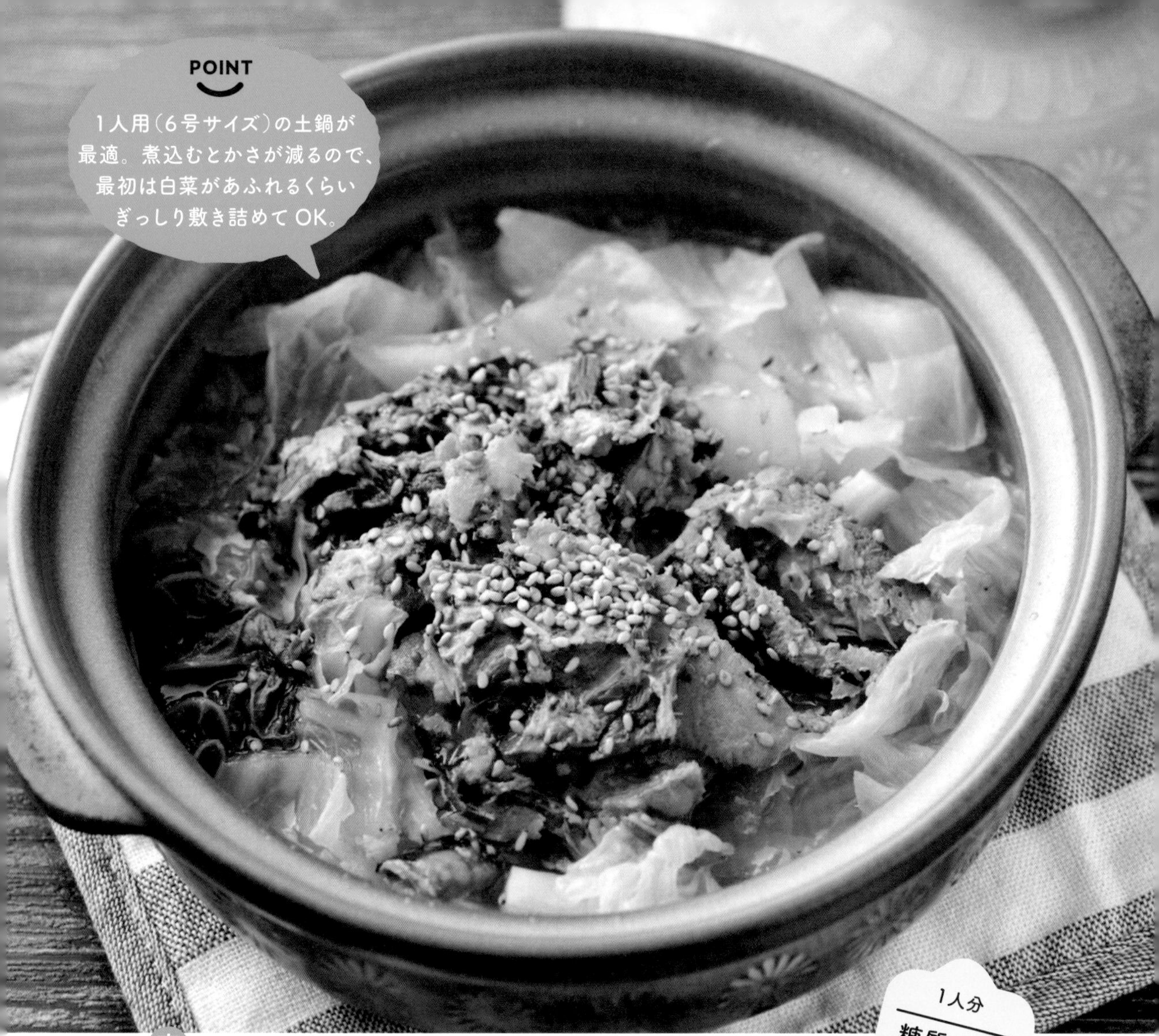

POINT

1人用（6号サイズ）の土鍋が最適。煮込むとかさが減るので、最初は白菜があふれるくらいぎっしり敷き詰めてOK。

1人分
糖質 5.3g
259 kcal

夜

内臓脂肪を溶かすEPAがたっぷり

白菜とサバ缶の無水鍋

材料（2人分）

サバ水煮缶 … 1缶（150g）
白菜 … 1/6個（約300g）
ごま油 … 大さじ1
酒 … 大さじ4
白ごま … 適量
ポン酢 or 塩 … 適量

作り方

1 小さめの鍋に1㎝幅にざく切りした白菜を敷き詰め、サバ缶を軽くほぐして汁ごと入れ、ごま油、酒を加える。

2 蓋をして弱火で約20分煮込む。白ごまをふり、ポン酢か塩でいただく。

夜

キャベツの芯まで甘くて美味しい

サラダチキンポトフ

材料（2人分）

キャベツ…1/2個
サラダチキン（プレーン）…120g
水…700㎖
顆粒コンソメ…小さじ2
塩、粗挽きコショウ（黒）…適量
ドライパセリ（あれば）…適量
粒マスタード（お好みで）…適量

作り方

1 4等分したキャベツを鍋に入れ、その上にサラダチキンを手で裂いてのせる。

2 水とコンソメを入れて蓋をし、キャベツの芯にスッと箸が通るまで、中火で約20分煮る。塩、コショウで味をととのえて、あればパセリを散らす。お好みで粒マスタードをつけていただく。

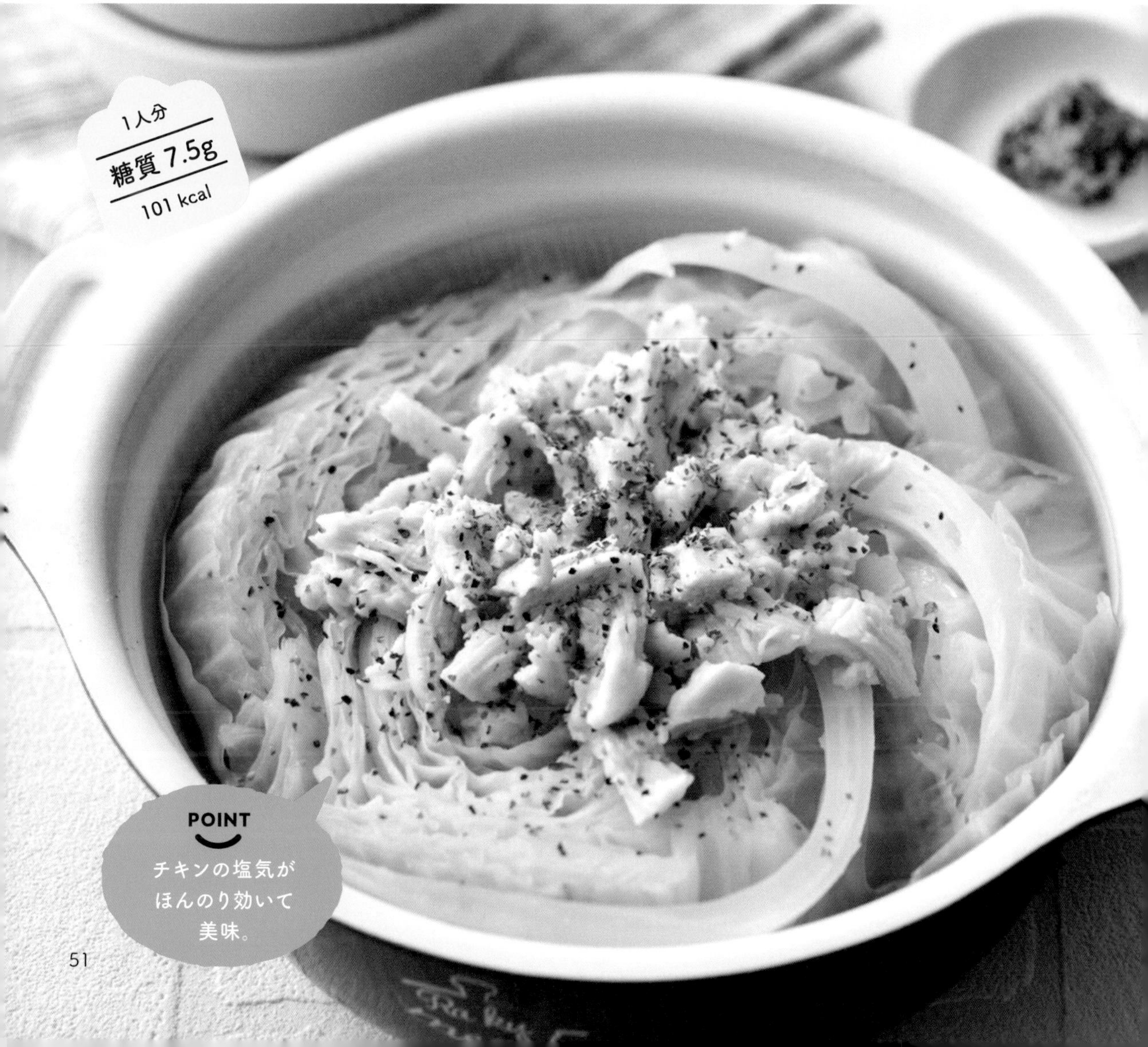
1人分
糖質7.5g
101 kcal
POINT
チキンの塩気が
ほんのり効いて
美味。

夜

滋味深い、やさしさに包まれたなら

ブロッコリーとあさりの豆乳スープ

1人分
糖質 3.1g
68 kcal

材料（2人分）

ブロッコリー … 1/2株（150g）
あさり … 160g
A | 無調整豆乳 … 200mℓ
　| 水 … 100mℓ
　| 白だし … 大さじ2
しょうが（千切り）… 5g
オリーブオイル … 小さじ2
塩 … 適量

作り方

1 小鍋にオリーブオイルをひいて中火にかけ、しょうがを炒める。香りが出たらあさりを入れてさらに炒める。

2 あさりの殻が開いたら小房に分けたブロッコリーと **A** を入れて弱火で約8分煮る。塩で味をととのえる。

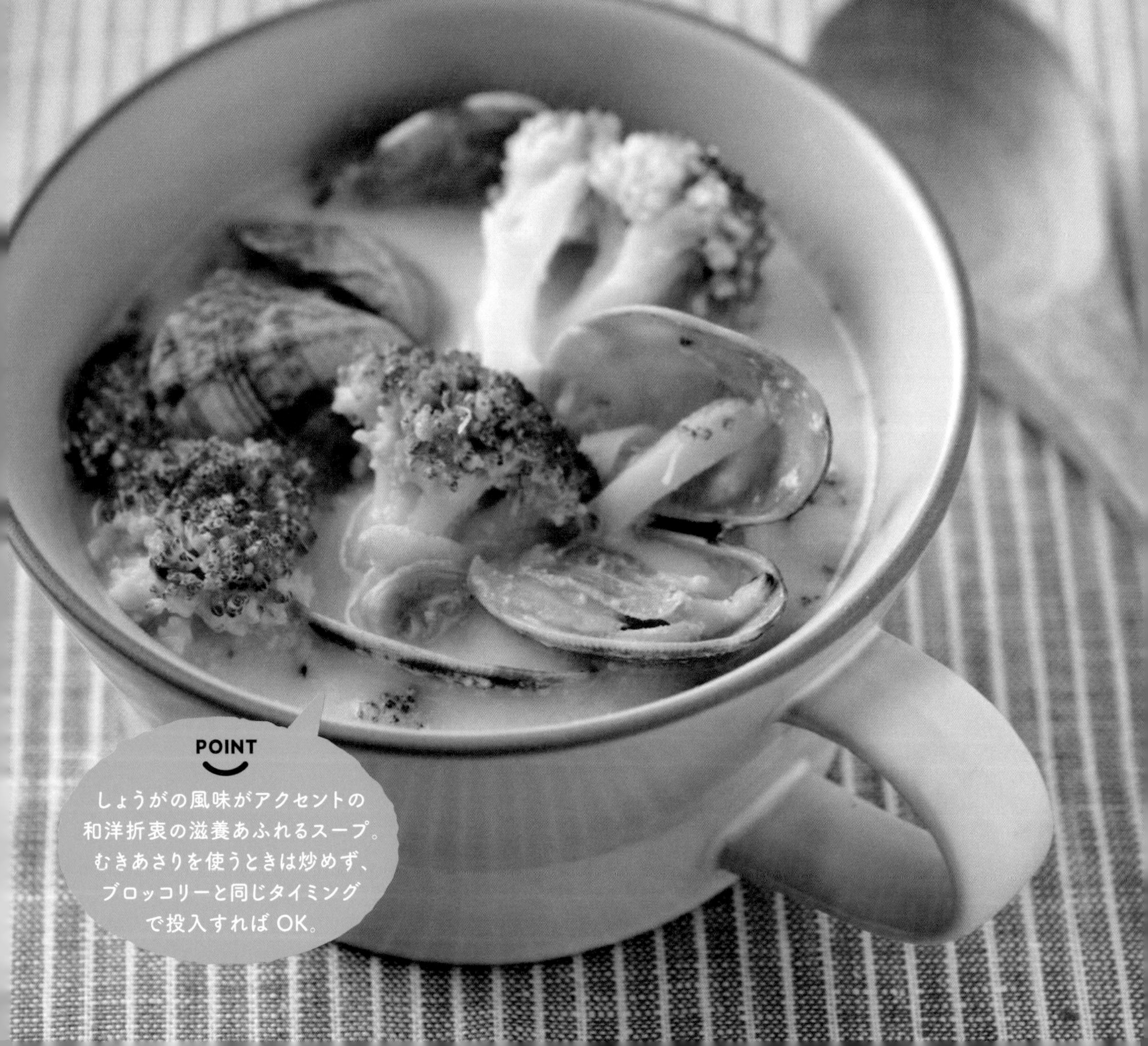

POINT

しょうがの風味がアクセントの
和洋折衷の滋養あふれるスープ。
むきあさりを使うときは炒めず、
ブロッコリーと同じタイミング
で投入すれば OK。

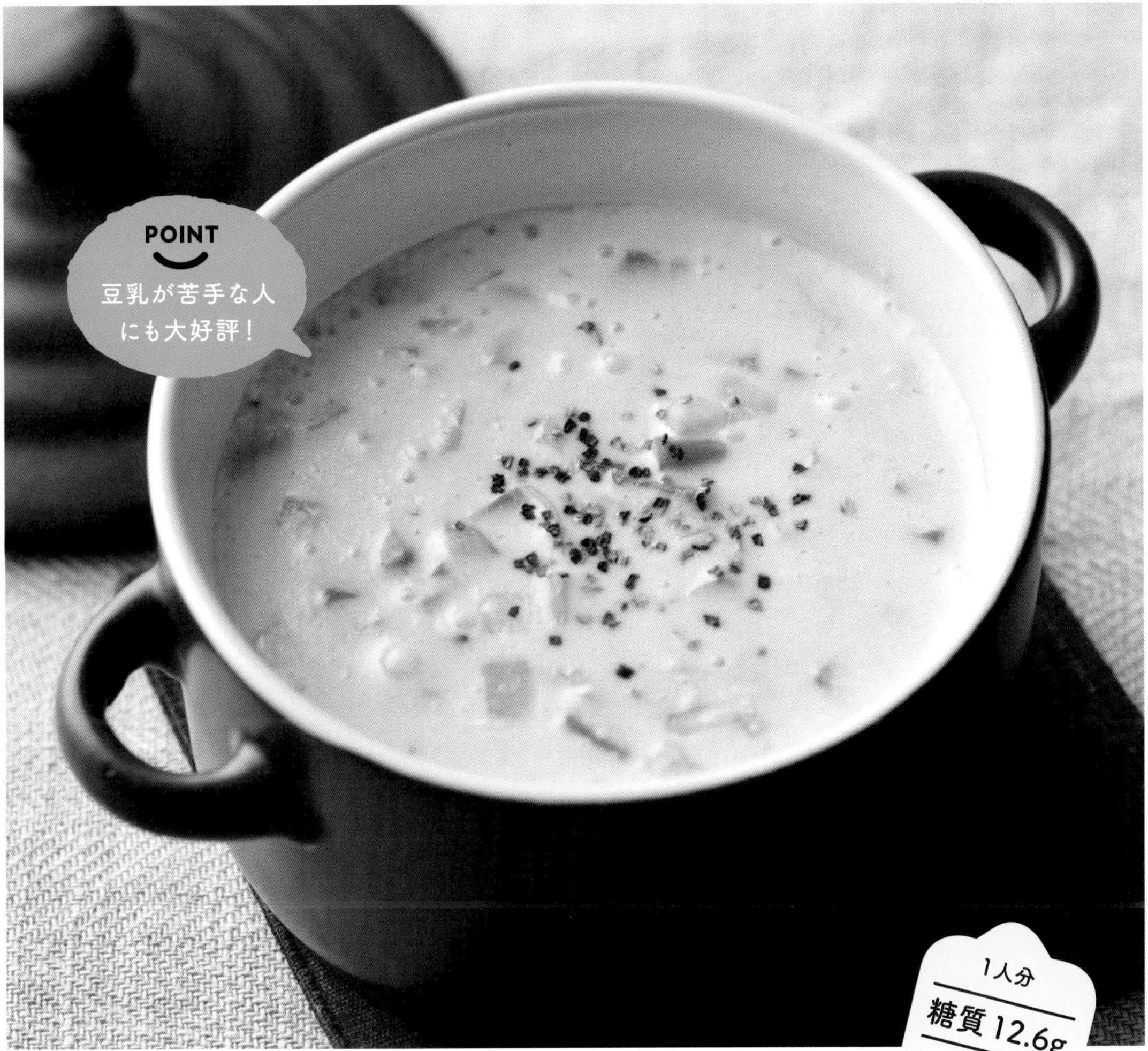
POINT
豆乳が苦手な人
にも大好評！
1人分
糖質 12.6g
259 kcal

夜

バターの香りで、本格チャウダーと同じ味わいに

豆乳チャウダー

材料（2人分）

玉ねぎ …1/2個
にんじん …1/2本（75g）
ベーコン …40g
無調整豆乳 …360㎖
顆粒コンソメ … 小さじ2と1/2
バター …15g
塩、粗挽きコショウ（黒）… 適量

作り方

1 玉ねぎ、にんじんは5㎜角の角切り、ベーコンは5㎜幅に切る。

2 鍋にバターを入れて溶かしたら中火にし、玉ねぎ、にんじん、ベーコンを入れ、軽く塩、コショウしてよく炒める。

3 豆乳を入れてコンソメを加えたら、中弱火にして5分ほど煮る。

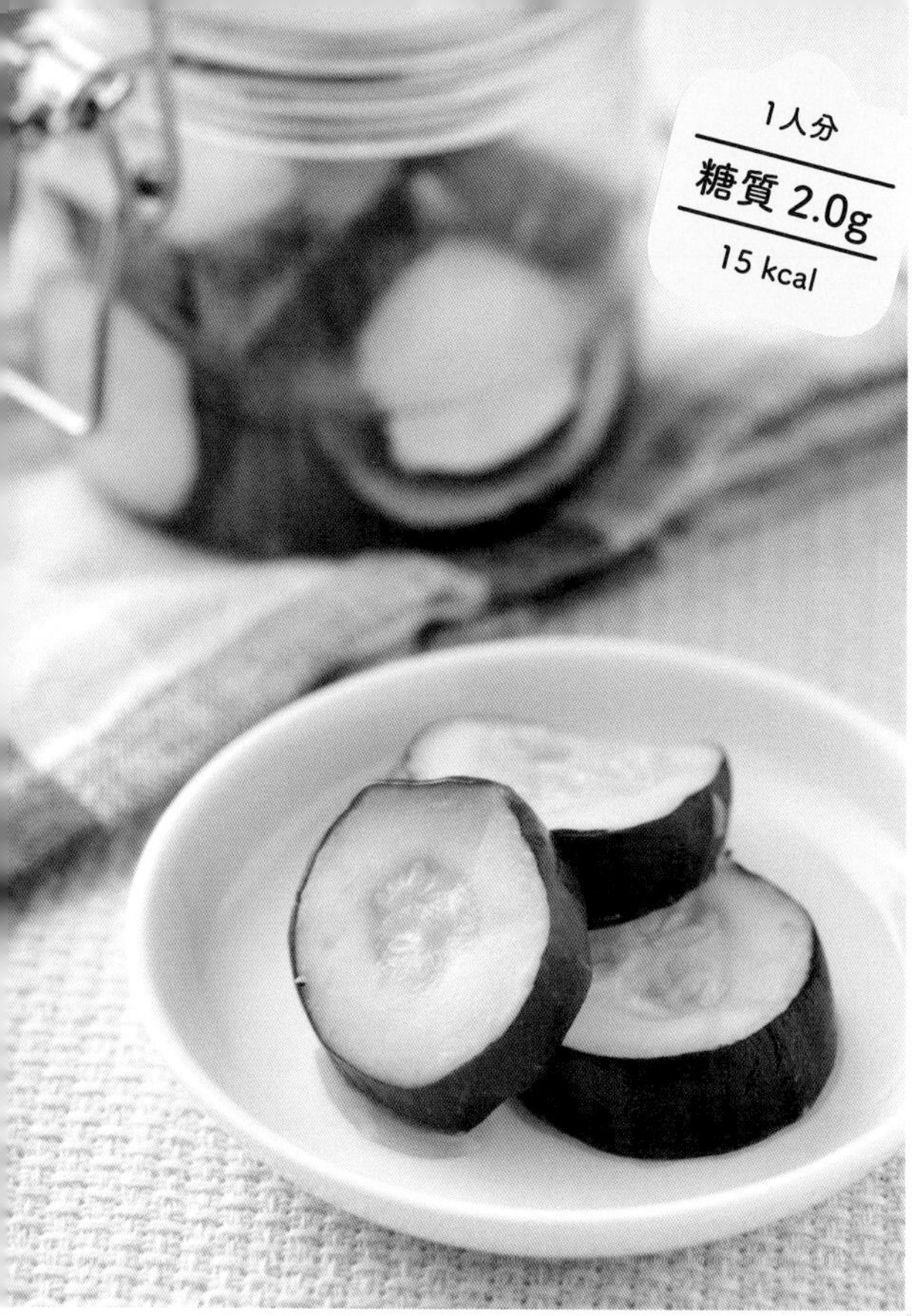

1人分
糖質 2.0g
15 kcal

夜

体が喜ぶ酸味！

ズッキーニの簡単ピクルス

材料（2人分）
ズッキーニ…1本
A　酢…大さじ2
　水…大さじ1
　砂糖…小さじ1と1/2
　塩…小さじ1/4
　うま味調味料…3ふり
　粗挽きコショウ（黒）…適量

POINT
加熱すると味の染み込むスピードが早くなるので、冷蔵庫に入れて15分ほどでも食べられます。一晩しっかり漬けると美味しさUP！

作り方

1 耐熱容器に1㎝幅の輪切りにしたズッキーニを並べてふんわりとラップをかけ、電子レンジ（600W）で3分加熱する。

熱いうちに1とAをファスナー付きの保存袋に入れ、よく空気を抜いて調味液に漬かるようにしたら、冷蔵庫に入れて数時間から半日冷やす。

夜

副菜に最適

ナスのなめろう

1人分
糖質 4.5g
41 kcal

材料（2人分）
ナス…2本（180g）
みょうが（薄切り）…1個
しょうが（スライス）…5g
A　白だし…小さじ1
　味噌…大さじ1弱
　青じそ…2枚

作り方

1 ナスは洗ってフォークで2カ所刺し、1個ずつラップにくるんで電子レンジ（600W）で3分加熱する。

2 1のナスのヘタを取り、Aと一緒にまな板の上で細かく刻みながら全体を混ぜる。好みで青じそ（分量外）をそえて器に盛り、みょうがをのせていただく。

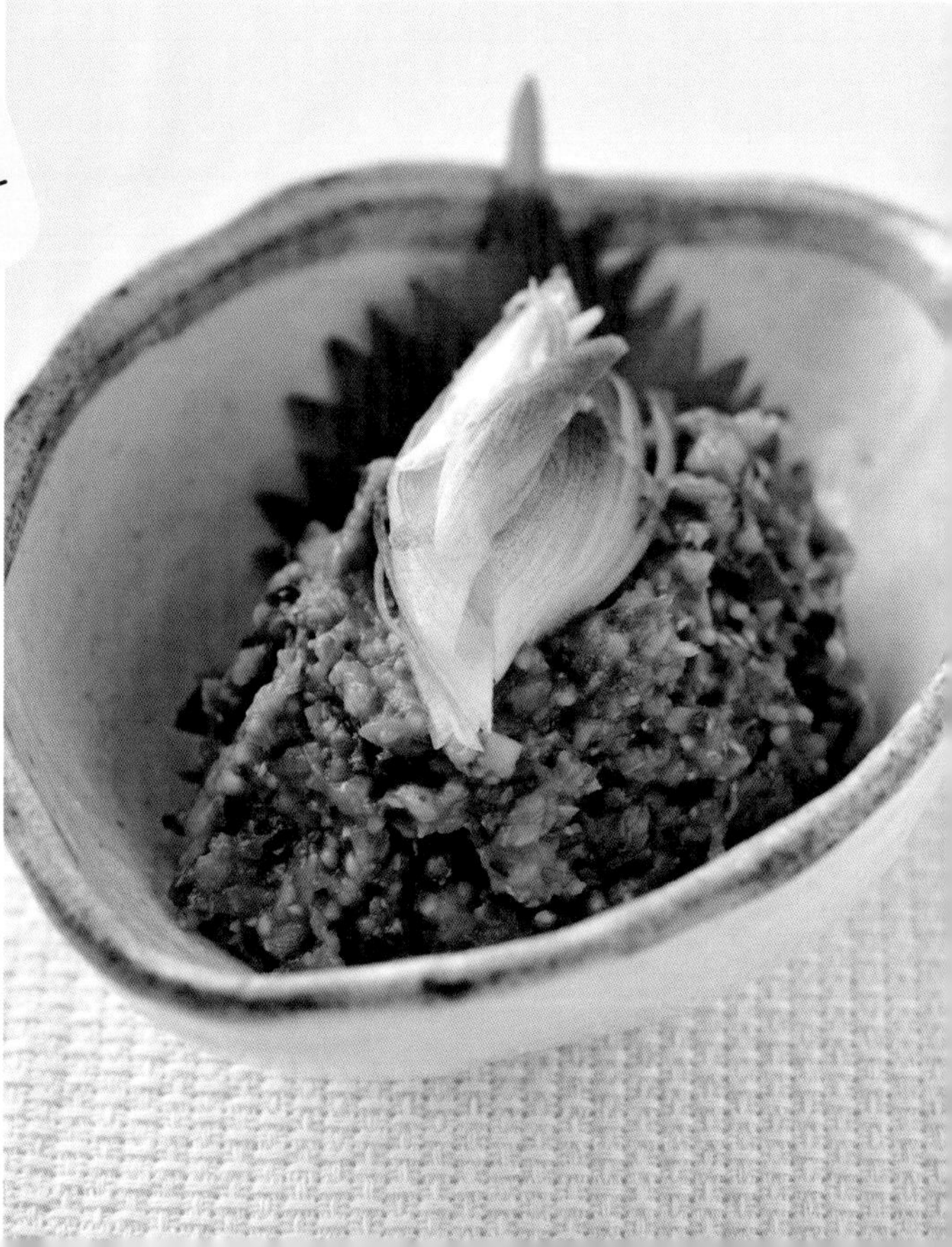

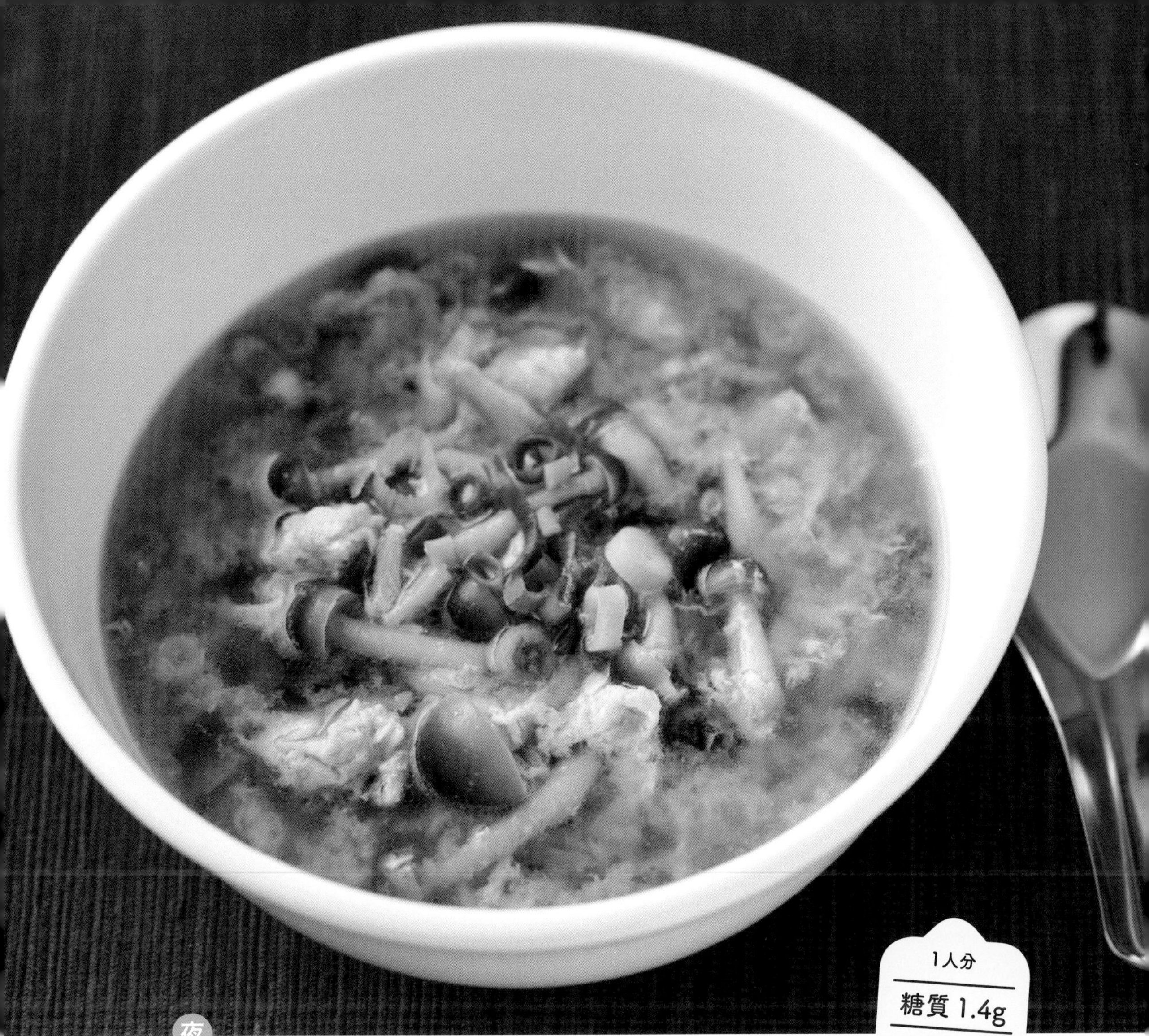

1人分
糖質 1.4g
115 kcal

夜

体が芯から温まる滋養スープ

しめじのサンラータン

材料（2人分）

しめじ…1パック（100g）

A
- 中華調味料（ペースト）…小さじ1
- 水…320㎖
- ごま油…小さじ2
- 酒…小さじ2
- 醤油…小さじ2

卵…1個
黒酢…小さじ2
小ネギ（小口切り）…適量

作り方

1 小鍋に石づきをとってほぐしたしめじとAを入れて中火にかけ、しめじに火が通ったら溶き卵を流し入れて火を止める。黒酢を入れて軽くかき混ぜ、小ネギを散らす。

コンビニは強い味方だった！

月断メイツたちのリアルボイス

コンビニ活用術

**家でつくれないときでも大助かり
実践者たちの口コミメニューを一挙紹介**

良食／昼

鶏むね肉のサラダチキン

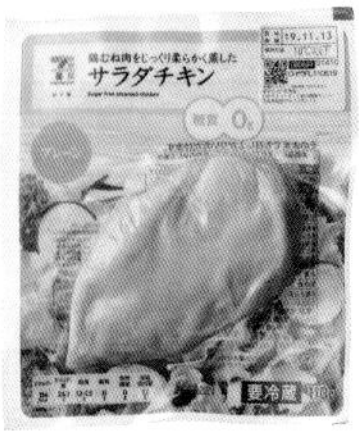

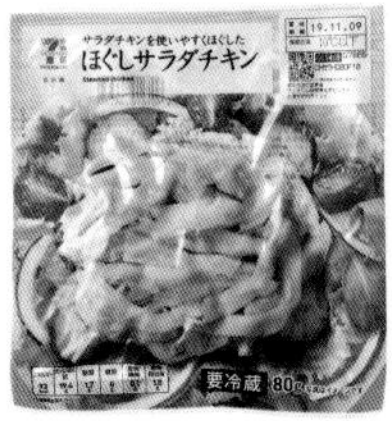

or

サラダサーモン

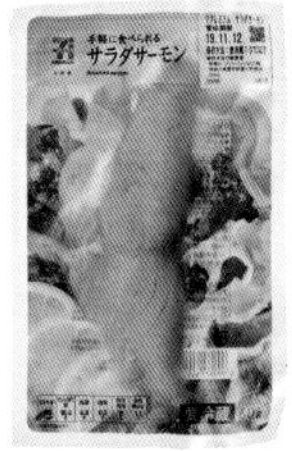

＋

メインのサラダ

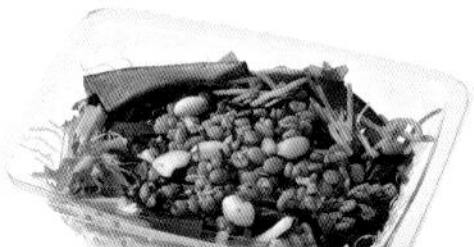

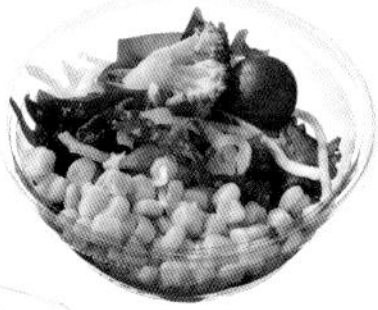

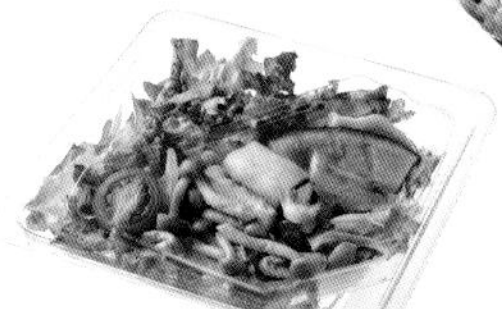

サラダに付属のドレッシングは使わずに、職場にオリーブオイルとミニ醤油を常備して使っていました。（30代女性・事務）

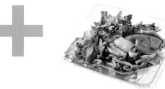

カニカマか温泉卵を足すと美味しさUP！子供と一緒に食べられます。（40代主婦）

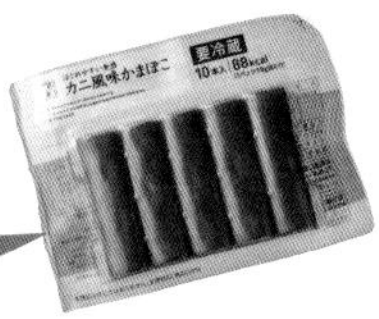

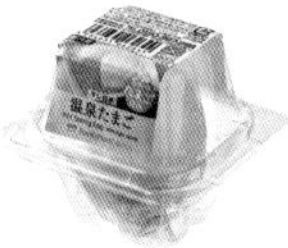

「疲れて家でつくれないときとか、コンビニって救世主！　意外にローカーボないい食材がそろってるんです」

そう話してくれたのは月断歴半年の40代主婦。月断メイツたちへの取材で、コンビニの多彩な活用法が明らかになりました。

「いまのコンビニはヘルシー志向で意識高くて、野菜サラダもバリエーションが多いから飽きがこない。お気に入りの食べ方は、野菜と鶏むね肉のサラダチキンの組み合わせ。そこに温泉卵を足すとめちゃ美味しいです」（30代女性・編集）

「無糖のドライフルーツとナッツには何度も救われました（笑）」（20代女性・営業）

関口賢先生いわく「レジ前の揚げ物や新商品のスイーツの誘惑には負けず、コンビニをうまく活用してくださいね！」。

良食／夜

高級豆腐のカップとか、
副菜でちょっといいもの
を食べると
満足度が高いです。
（50代女性・総合職）

温かい野菜スープ

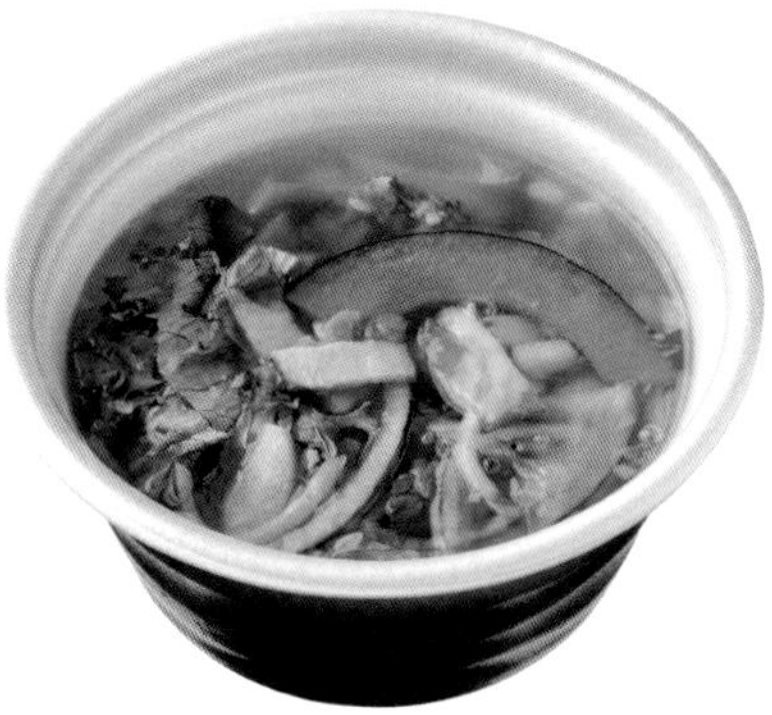

レンチンタイプ

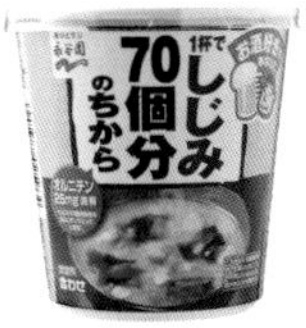

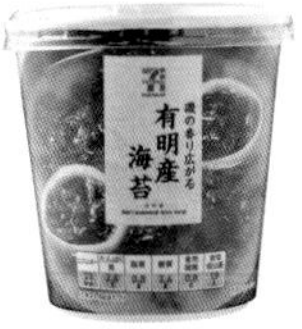

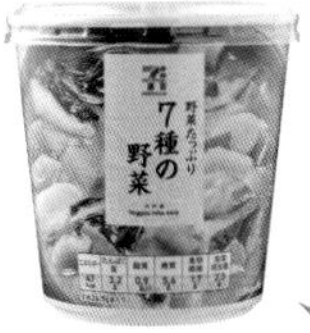

お湯をそそぐカップタイプ

汁物で
体を温めると
空腹感が
まぎれるのでよく
使っていました。
（40代男性・SE）

副菜をなにか一品

豆腐、もずく、卯の花など

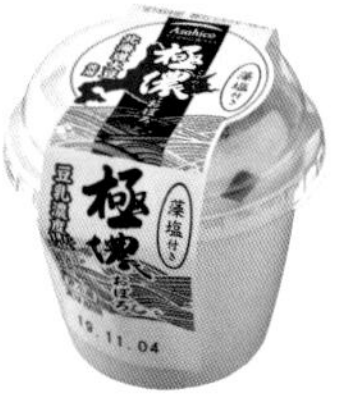

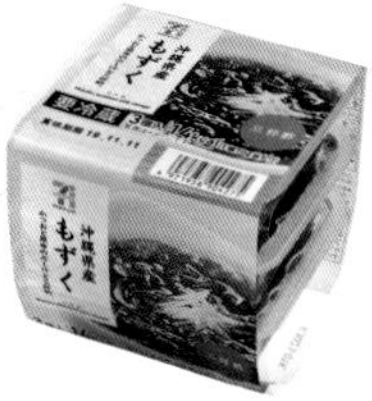

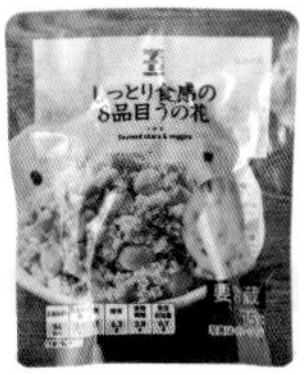

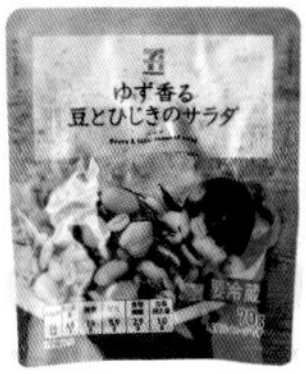

“お母さんの味”的な
やさしい味のお惣菜、
探すとけっこう
あります。
（40代女性・経営者）

おやつ

どうしても空腹に耐えられないときは……

カットフルーツ、
食塩不使用のナッツ類、
無糖のドライフルーツ、
おしゃぶり昆布など

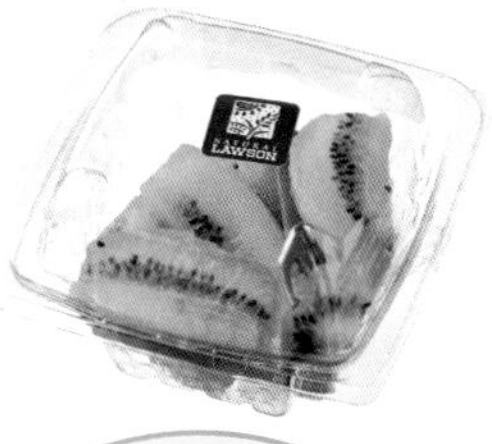

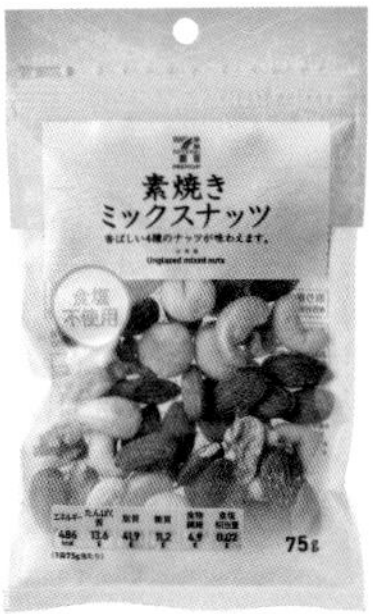

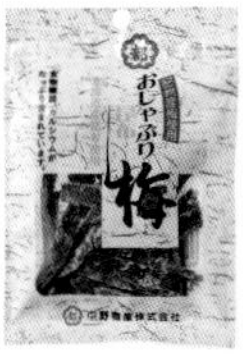

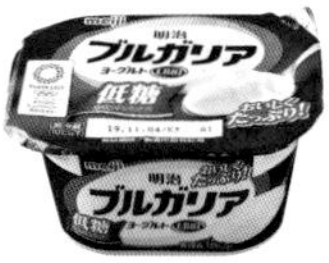

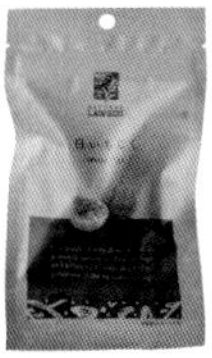

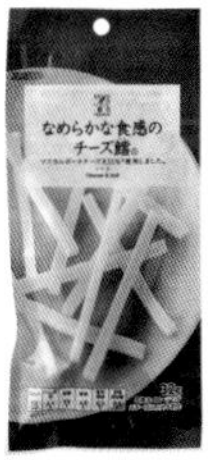

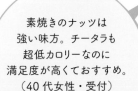

素焼きのナッツは
強い味方。チータラも
超低カロリーなのに
満足度が高くておすすめ。
（40代女性・受付）

美食日 土日の過ごし方

POINT

- **量より質で〝美食〟を楽しみましょう**
- **1食はこぶし2つ分、お水をたっぷり飲みましょう**

美食日は5日間がんばってきた**ご褒美の日**です。炭水化物をふくめて好きなものを食べて、〝美食は人生の楽しみ〟であることを堪能しましょう。月曜断食が順調にできている人ほど、美食にこだわって、何カ月も前から予約していたフレンチに行くとか、食べることを大切にして過ごしています。ちょっと贅沢するのもいいですし、少し凝った料理をつくって、家族と楽しむのもいいでしょう。

SNSを見ると、美食のご褒美がこんなファーストフードやジャンクなお菓子でいいの？　と思うような方もいますが、とかく食べることが作業的になりがちな現代において、**食を心から楽しむマインド**を育てていくことが大切です。

断食によって筋肉量の低下を心配される方には、リュウジさん考案のタンパク質をしっかり摂れる美食メニューがおすすめです。5日間炭水化物を摂っていなくても、**良質なタンパク質や脂質を美食日や、良食の昼に摂っていれば、健康上の問題は何もない**のでご安心ください。

なお糖質は摂りすぎが問題なのであって、何も体の敵ではありません。美食日に適度に炭水化物を摂るのは悪いことではありません。月曜断食が健康的にやせられる、肌ツヤがよくなるという声が多いのは、美食日にバランスよく栄養を摂る点にも秘訣があります。

ただし、1食につきこぶし2つ分の量は守り、水は1・5～2リットルきちんと飲みましょう。ウォーキングや適度な運動も加えると、さらに安心です。日曜の夕食は時間を少し早めて軽めにすませると、翌日の不食日が楽に過ごせます。

COLUMN

お酒について

良食日&美食日の夕食時はアルコールOK。月断メイツさんに大好評のこのルールですが、原料が米や麦の〝飲む炭水化物〟であるビール、日本酒は基本的にNG。おすすめは、焼酎、ウォッカ、ジンなどの蒸留酒、辛口のワインです。

缶チューハイなら1缶、ワンならグラス1～2杯にとどめましょう。市販のチューハイやサワーには糖質が多く含まれているものもあるので、自分で果物を搾ったり、焼酎なら梅干しを入れるなどの工夫を。

睡眠の質を高めよう

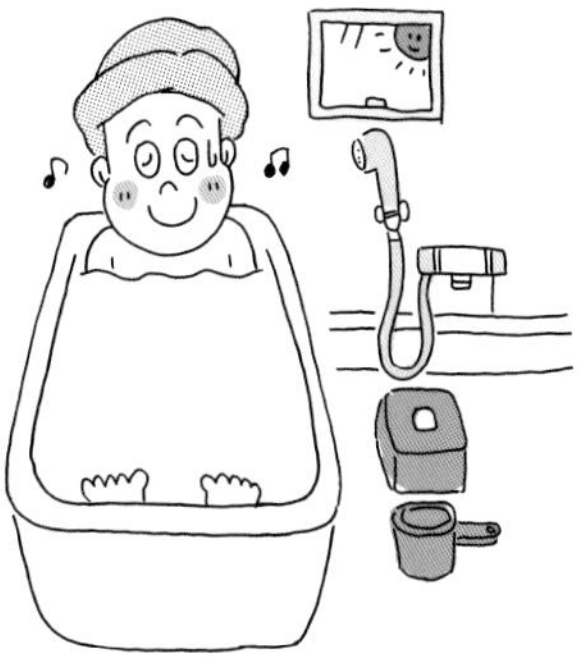

人は眠っている間に「やせホルモン」とも呼ばれる成長ホルモンが分泌され、脂肪燃焼が促進されます。なるべく日付が変わる前にベッドに入り、空腹で寝て代謝や修復にエネルギーを注ぐことが大切です。

質の高い睡眠のためには副交感神経が優位になり、体がリラックスモードになる必要があります。私がおすすめしているのは、**家のなかでオンとオフをはっきり切り替える**ということ。たとえば、帰宅したら家では絶対に仕事をしない、○時以降はメールやSNSを一切しないと決めます。寝る直前までスマホのブルーライトを見ていては脳が興奮状態で眠りが浅くなってしまいます。

また強制的に自律神経のオン・オフを切り替えるのにおすすめなのが、**温冷浴**。湯船につかってリラックスして、**風呂場を出るときに手と足の先に冷水を浴びる**ことで、拡張した血管が収縮して副交感神経優位へと切り替わります。寝る1～2時間前の入浴が効果的で、冷え対策にもなります。

COLUMN

食べすぎたら、夜断食でコントロール

普通に生活していれば、友人や仕事仲間とのランチや飲み会、旅行などで、こぶし2つ分を軽く超えて食べてしまう日もあるでしょう。

月曜断食は人生を楽しむための手段。交友関係を控えてまでストイックに取り組むものではありません。ストレスがたまるだけの集まりなら避けたほうがいいですが、行きたい！　と思ったのなら、その気持ちを優先させてください。ご自身の生活スタイルのなかにうまく組み込んでこそ、長続きします。

食べすぎてしまったな、というときは「夜断食」でリセットしましょう。月断メイツさんには「ヨルダン」の愛称で親しまれ、その効果を多くの方が実感しています。ランチで食べすぎたら、その日の夜は食べない。ディナーや飲み会で食欲が暴走したら、翌日の朝と昼は良食メニューで夜は抜く。そうやって早めに対処するのが理想ですが、なにも食べたものがすぐに脂肪となって蓄えられるわけではありません。

1週間のなかで食事の量をコントロールして、食べた分の糖質を使い切るようにすれば大丈夫です。夜断食の翌朝は回復食として胃腸に負担をかけない食事にします。

食べすぎた回があったからといって、いちいち自己否定したり落ち込んだりする必要はありません。月曜断食は、やらかしOK。何度でもやり直せるので、ポジティブに取り組みましょう。

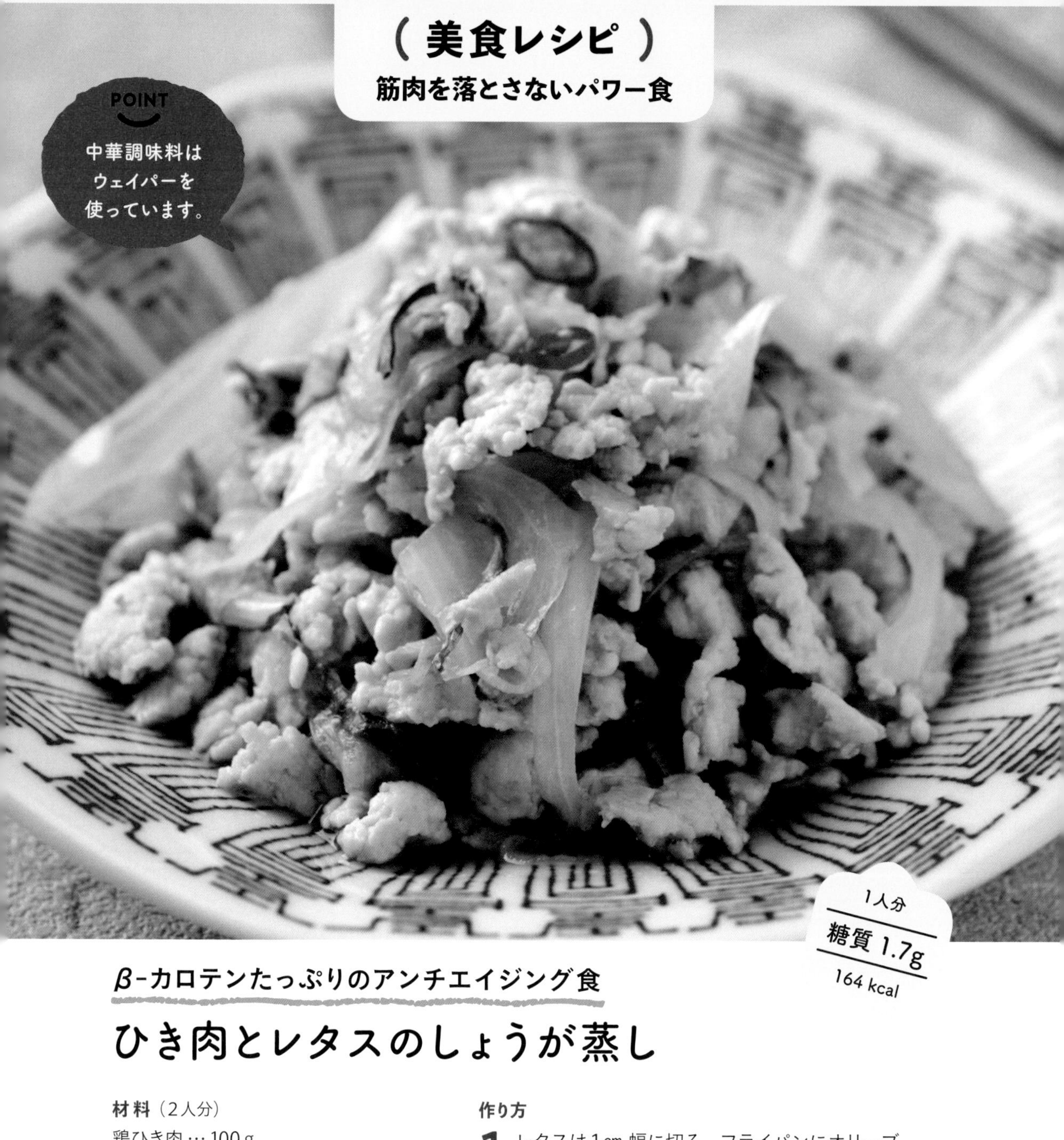

（美食レシピ）
筋肉を落とさないパワー食

POINT
中華調味料はウェイパーを使っています。

1人分
糖質 1.7g
164 kcal

β-カロテンたっぷりのアンチエイジング食

ひき肉とレタスのしょうが蒸し

材料（2人分）
鶏ひき肉…100g
レタス…1/2個（150g）
しょうが（千切り）…5g
唐辛子（輪切り）…1本分
中華調味料（ペースト）…小さじ1/2
オリーブオイル…大さじ1
塩、粗挽きコショウ（黒）…適量

作り方

1 レタスは1㎝幅に切る。フライパンにオリーブオイルをひいて中火にかけ、しょうがを炒めて香りが出たら、鶏ひき肉と唐辛子を加えて炒める。

2 レタスと中華調味料を入れ、蓋をして数分間蒸す。レタスがしなっとしたら混ぜ合わせ、塩、コショウで味をととのえる。

パワー

スペインの家庭料理を、手軽にフライパンひとつで

アルボンディガス special

1人分
糖質 11.6g
428 kcal

肉団子の材料（2人分）
豚ひき肉 … 220 g
にんにく
（細かいみじん切り）… 1 片
玉ねぎ
（細かいみじん切り）… 1/4 個
顆粒コンソメ … 小さじ 1 と 2/3
パン粉 … 大さじ 3
塩、粗挽きコショウ（黒）… 適量
卵 … 1 個
オリーブオイル … 大さじ 1

トマトソースの材料（2人分）
トマト缶（カット状）… 1/2 缶
にんにく（みじん切り）… 1 片
セロリ
（みじん切り）… 1/2 本（50 g）
玉ねぎ（みじん切り）… 1/4 個
顆粒コンソメ … 小さじ 1 と 1/2
塩、粗挽きコショウ（黒）… 適量
ドライパセリ … 適量

作り方

1 ボウルにオイル以外の肉団子の材料を入れて混ぜ合わせ、一口大に丸める（目安 10 個）。熱したフライパンにオリーブオイルをひき、中火で肉団子全体に焼き目をつける。

2 **1** のフライパンににんにくを入れ、香りが立ったら玉ねぎ、セロリを入れて塩、コショウし、肉団子と一緒に中火で軽く炒める。野菜がしんなりしたらトマト缶とコンソメを入れ、肉団子に絡ませながら煮込む。

3 トマトソースにとろみがつき、肉団子の中まで火が通ったら、オリーブオイル少々（分量外）とパセリをかけていただく。

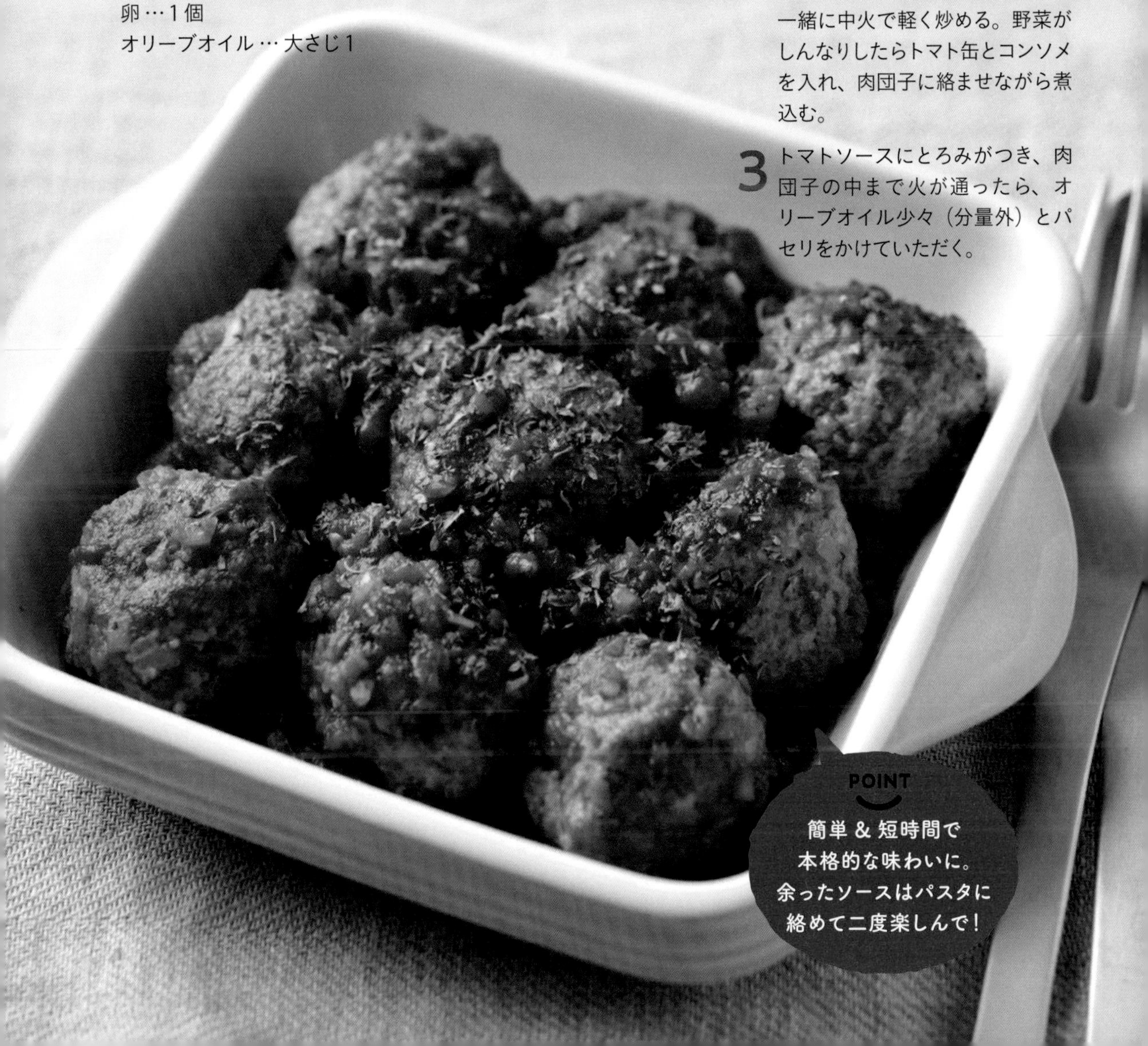

POINT
簡単 & 短時間で
本格的な味わいに。
余ったソースはパスタに
絡めて二度楽しんで！

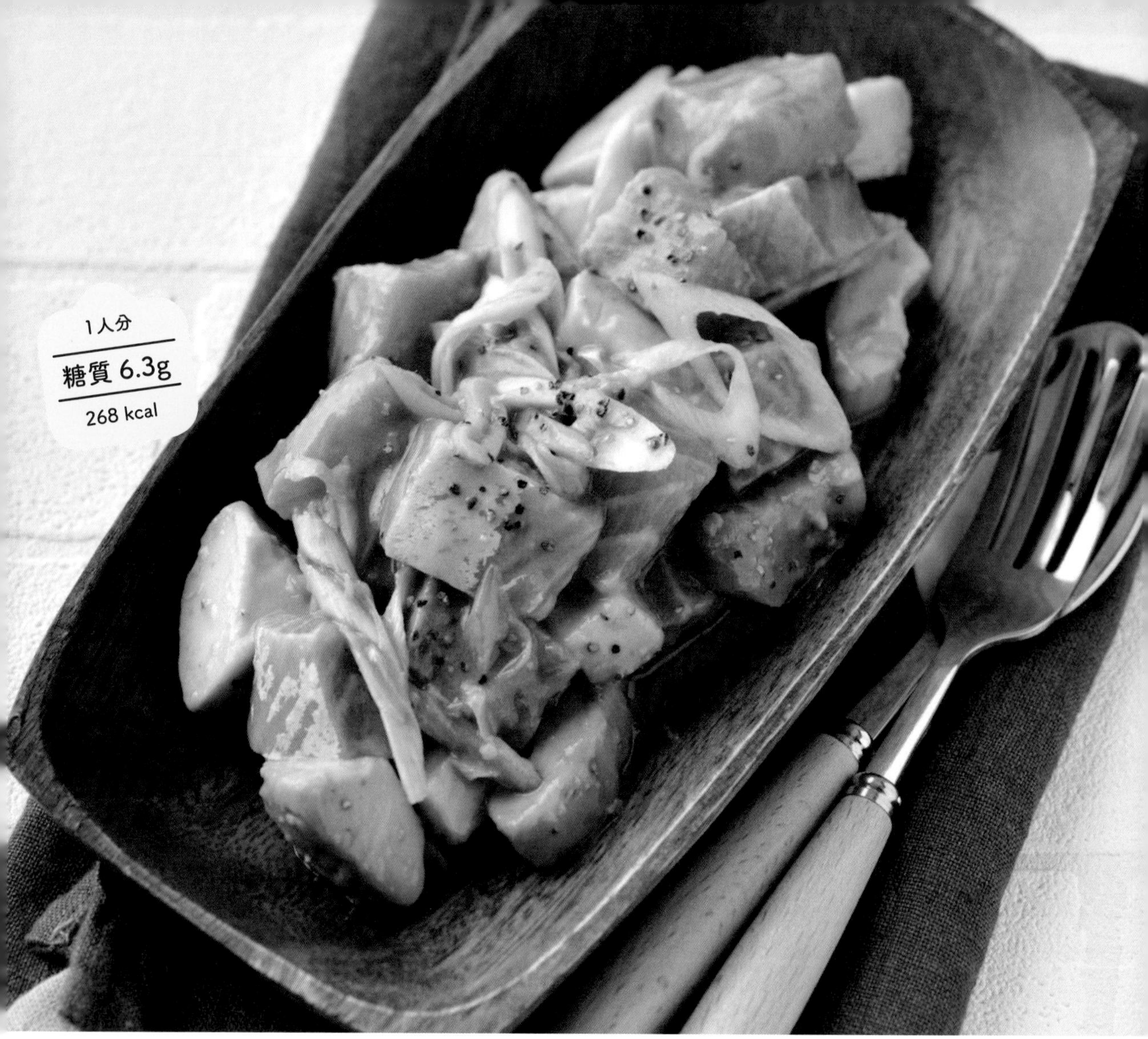

パワー

お酒が欲しくなるかも♪

サーモンのハワイアンポキ

材料（2人分）

アボカド…1個
サーモン（刺身用）…120g
長ネギ…1/3本

A
醤油…小さじ2
ごま油…小さじ2
白だし…小さじ1と1/2
レモン汁…小さじ1/2
わさび（チューブ）…2cm
粗挽きコショウ（黒）…適量

作り方

1 アボカドとサーモンは1.5cm角の角切り、長ネギは斜め薄切りにし、混ぜ合わせた**A**で和える。

（美食レシピ）

パワー

高タンパク質、低カロリーの最強食！

鶏むね肉のニラだれしゃぶしゃぶ

材料（2人分）

鶏むね肉…1枚（250g）

ニラ…1/2束

ポン酢…大さじ3

作り方

1 ニラを細かく刻み、ポン酢に15分漬けておく。

2 鶏むね肉を8㎜ほどの厚さにスライスし、熱湯で1分弱茹でる。水気をよく切ったら1をかける。

POINT

夏は茹でた鶏むね肉を氷水でさっと冷やし、冷しゃぶにしてもおいしい！

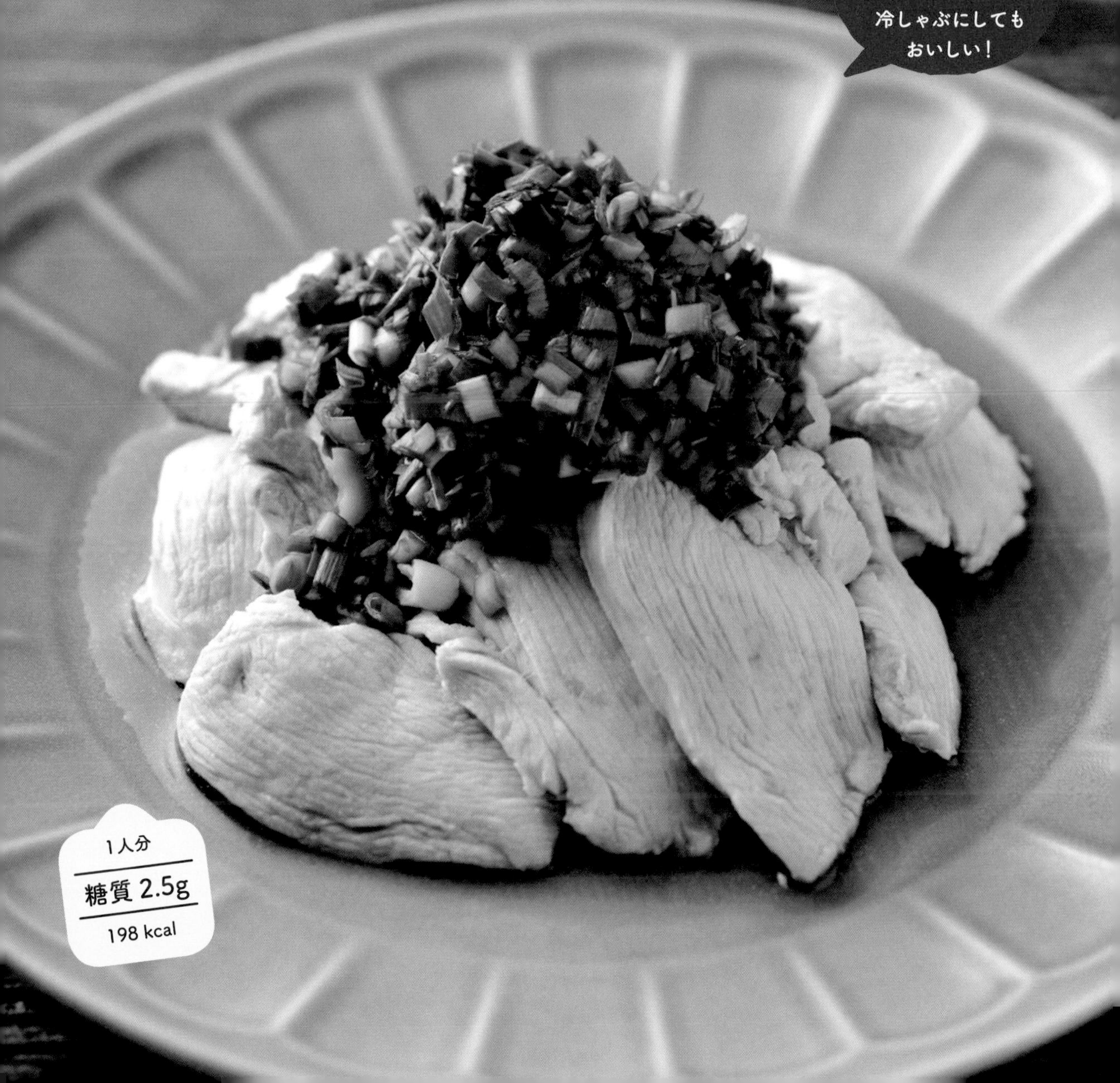

1人分

糖質 2.5g

198 kcal

1人分
糖質 3.6g
173 kcal

ビタミンたっぷり、
炙った風味がたまらない

マグロのレアステーキ

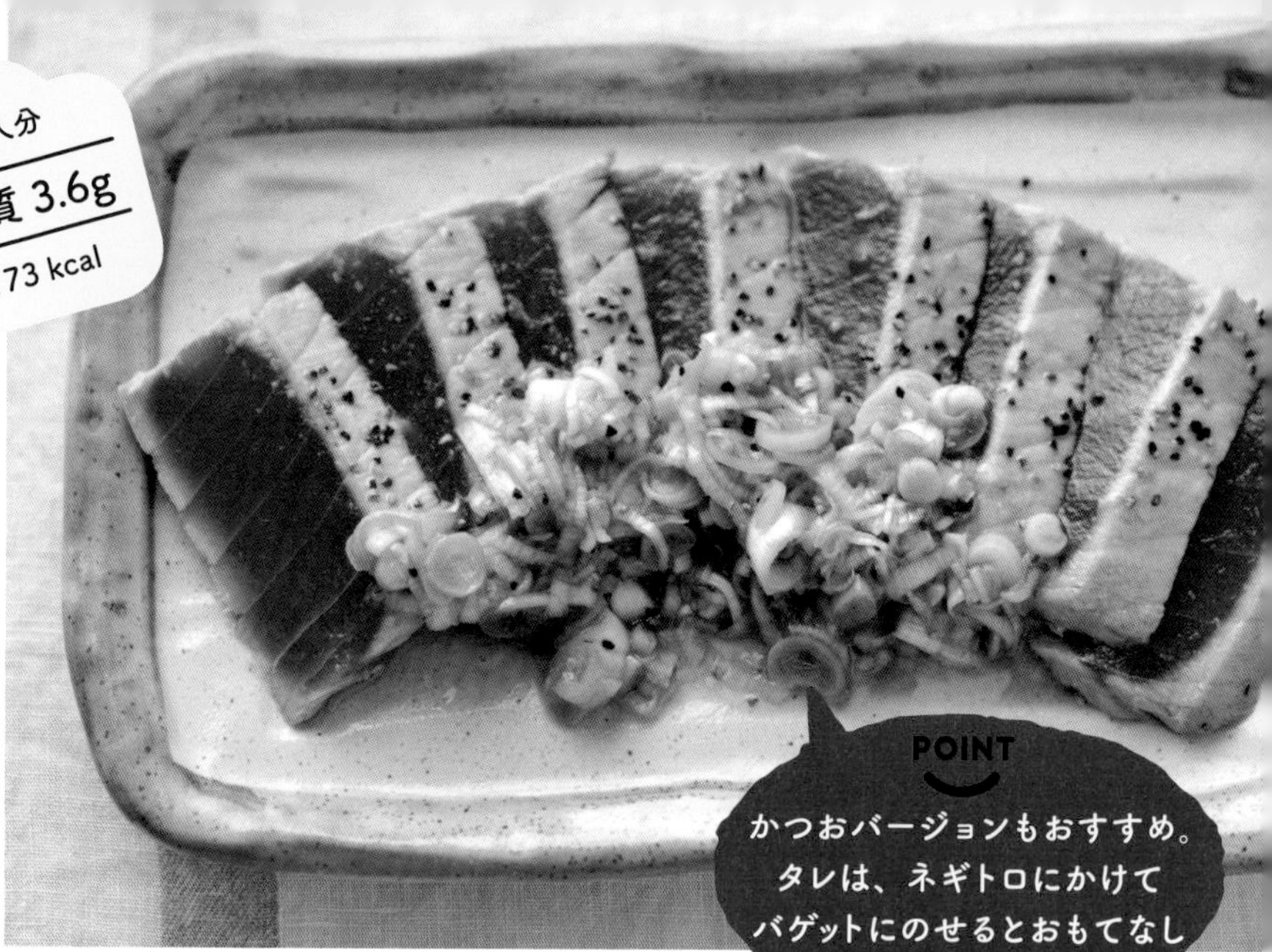

材料（2人分）
マグロ（さく）… 150 g
塩、粗挽きコショウ（黒）… 適量
オリーブオイル … 小さじ1
A
長ネギ（小口切り）… 1/3本
レモン汁 … 小さじ1弱
オリーブオイル … 大さじ1
醤油 … 小さじ1
塩 … 小さじ1/5
うま味調味料 … 3ふり
粗挽きコショウ（黒）… 適量

作り方
1 **A**をすべてボウルに入れて混ぜておく。
2 マグロに塩、コショウをふる。熱したフライパンにオリーブオイルをひいて、両面を軽くさっと焼き、5㎜厚のそぎ切りにする。**1**をのせていただく。

POINT
かつおバージョンもおすすめ。タレは、ネギトロにかけてバゲットにのせるとおもてなしの一品に変身！

レモンのクエン酸でビタミンB_1の吸収UP！

豚こまのレモン炒め

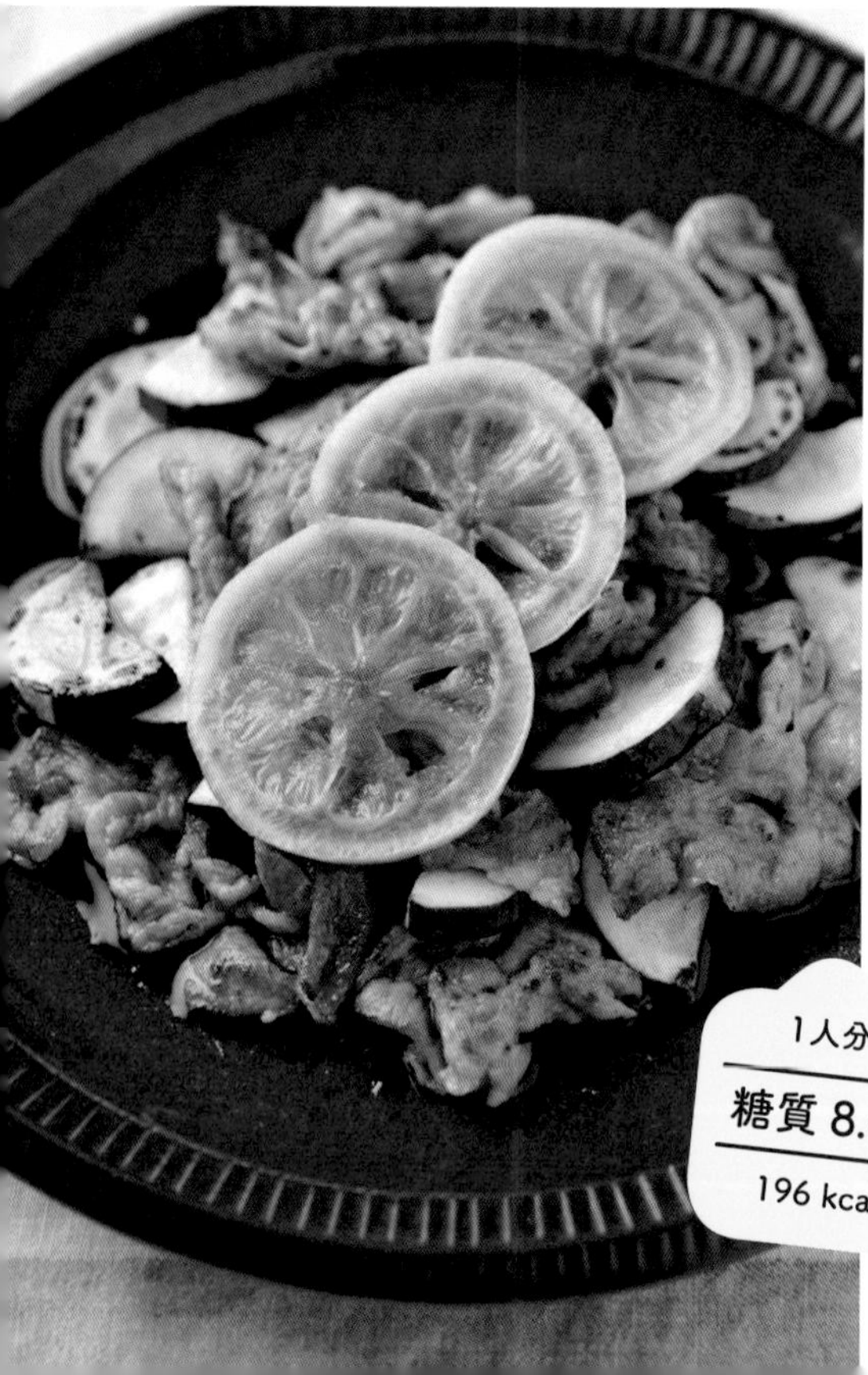

1人分
糖質 8.6g
196 kcal

材料（2人分）
豚こま切れ肉 … 120 g
ズッキーニ … 1/2本
レモンの輪切り（5㎜厚さ）… 3枚
A
醤油 … 大さじ1
みりん … 大さじ1
酒 … 大さじ1
おろしにんにく … 1/2片
砂糖 … 小さじ1/2
うま味調味料 … 3ふり
バター … 10 g
塩、粗挽きコショウ（黒）… 適量

作り方
1 豚こま切れ肉に塩、コショウをする。ズッキーニは8㎜厚さの半月切りにする。
2 熱したフライパンにバターを溶かし、豚肉を中火で炒める。豚肉に美味しそうな焦げ目がついたら、ズッキーニを加えてしんなりするまで炒めて皿に盛る。
3 フライパンは洗わずに**A**とレモンを入れ、レモンの果肉を箸で潰しながら軽く煮詰め、**2**にかける。

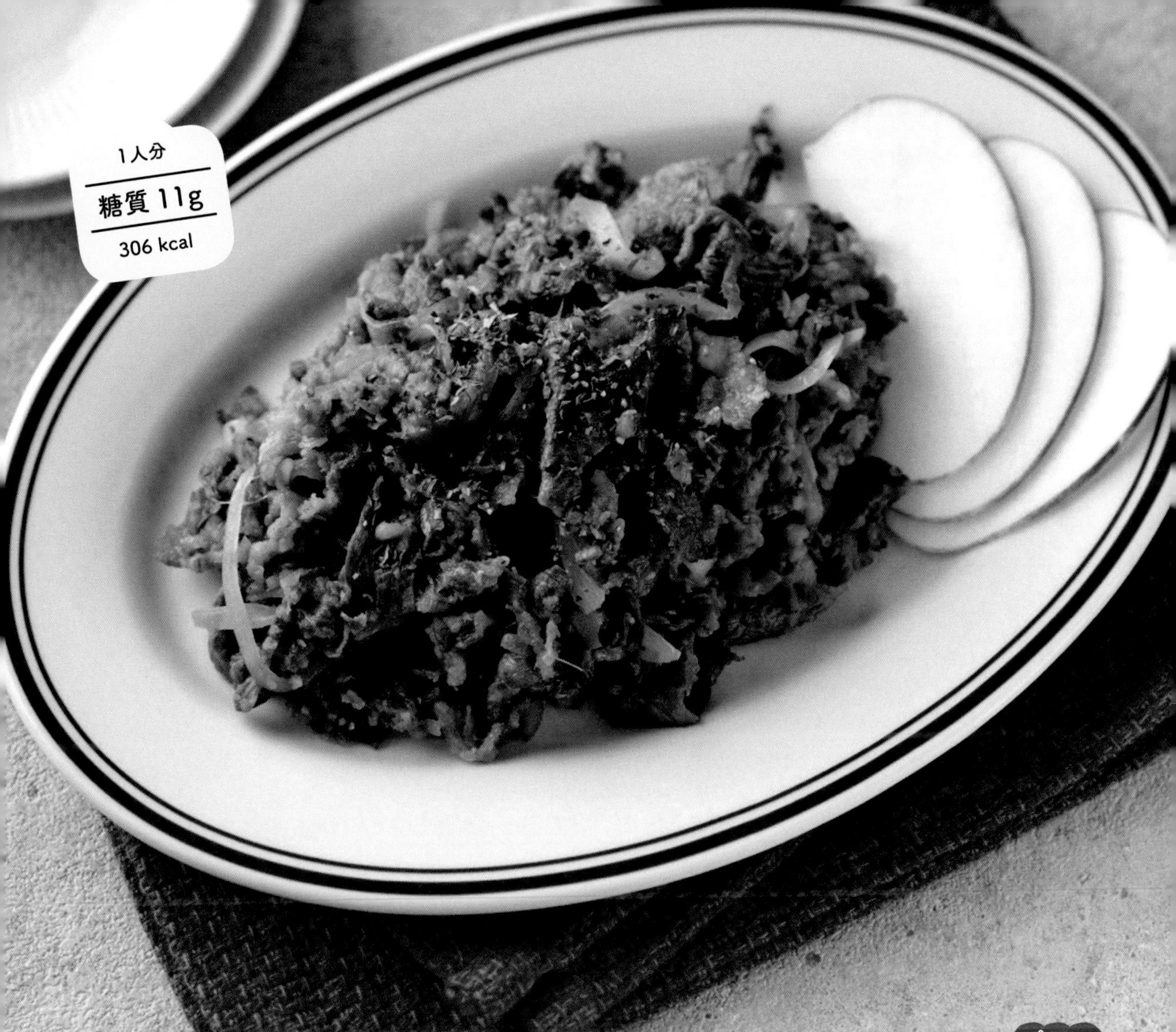

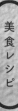

1人分
糖質11g
306 kcal

パワー

ほんのり懐かしさが香る、やさしい味わい

牛肉のりんごポン酢ソース炒め

材料（2人分）
牛肉（薄切り）… 200 g
りんご … 1/4 個（70 g）
玉ねぎ … 1/4 個
バター … 10 g
塩、粗挽きコショウ（黒）… 少々
ポン酢 … 大さじ1と1/2
砂糖 … 小さじ1/4
ドライパセリ … 適量

作り方

1 りんごは皮付きのまま細かく刻む。玉ねぎは薄切りにする。牛肉は一口大に切り、塩、コショウをする。

2 熱したフライパンを中火にし、バターを溶かして玉ねぎを炒める。玉ねぎが透き通ったらりんごを加えてさらに炒める。

3 牛肉を加えて炒め、牛肉に火が通ったらポン酢と砂糖を加えて全体がなじむまでさらに炒める。仕上げにパセリとコショウをふる。お好みでりんごの薄切り（分量外）をそえる。

ご褒美♪ スイーツ

POINT
冷たいのが好みの方は、
冷蔵庫で冷やした
バナナを使いましょう。

後味スッキリ、さっぱりな食感♪

バナナチーズスムージー

材料（1人分）
バナナ…1本
牛乳…200㎖
クリームチーズ…20g

作り方
1 材料をすべてジューサーに入れて攪拌する。

野菜スイーツで罪悪感なし！　新感覚の味が癖になる？

アボカドのカッサータ

材料（2人分）
アボカド…1個
クリームチーズ（常温に戻す）…100g
A | フルーツグラノーラ…30g
　砂糖…小さじ5
　レモン汁…小さじ1

作り方
1 ボウルに常温に戻してやわらかくしたクリームチーズと皮と種を取り除いた熟れたアボカドを入れ、泡立て器で潰しながら混ぜてクリーム状にし、**A**を加えて混ぜる。
2 容器にクッキングシートを敷き、**1**を流し入れる。ラップをして一晩冷凍庫で寝かせる。

POINT
カッサータは、
イタリアのアイスケーキのこと。
フルグラの代わりに刻んだ
ドライフルーツや
ナッツでもOK。

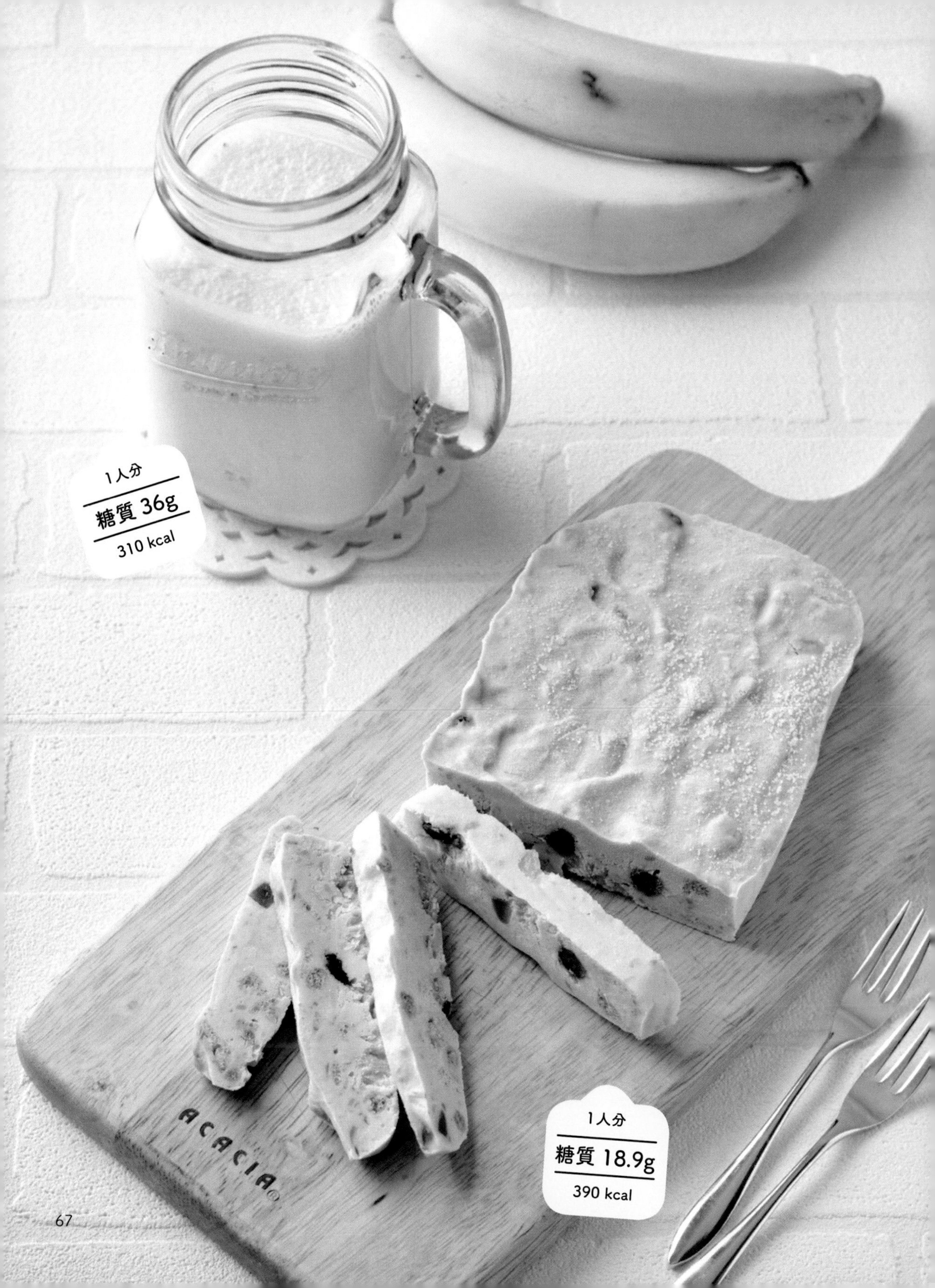
1人分
糖質 36g
310 kcal
1人分
糖質 18.9g
390 kcal

季節のサイクルと月曜断食

月曜断食をスタートするのに、とくに推奨する季節というのはありません。いつはじめても効果は出ます。冬は体重が落ちにくいだろうと考えるのは、単なる思い込み。秋から冬にかけては体内で熱を生み出す力が強くなる時期なので、きちんと取り組めば、ため込んだ脂肪をガンガン燃やしてくれます。

左の図の通り、季節によって体調はどんどん変化していきます。東洋医学では**〈肝・心・脾・肺・腎〉の五臓**を季節の大きなサイクルのなかで捉えています。

「肝」と関係の深い**春は気が乱れやすく、イライラして肝臓や自律神経系のトラブルが出やすい季節**です。

体に熱のこもりやすい**夏は**、発汗や利尿がうまくいけば代謝が活発になり体重を落としやすい時期ですが、熱を外に逃がせないと「心」、つまり**心臓や循環器系の不調が出る季節**でもあります。夏野菜は解熱・利尿作用が強いので、季節に合った食事をとるのが合理的です。

「脾」（胃腸などの消化器系）は長夏といって夏の終わりにトラブルが出やすく、夏にがんばりすぎたり不調を抱えていると、この時期から秋にかけて体にツケが出てくるでしょう。**「肺」と関係の深い秋は、乾燥した空気で呼吸器系の不調が出やすく**、意外と水分不足になりやすいので、体を冷やさないかたちでしっかり摂ることが肝心です。**冬は「腎」、つまり腎臓・膀胱などの泌尿器系のトラブルが出やすく**、代謝の滞りから血の巡りが悪くなりやすい季節です。

季節ごとの課題に応じて食事や日常生活のなかで補うことが大切ですが、たとえば夏だから熱がこもらないようにと利尿作用の強い食事ばかりを食べたり、冬だからと過剰に体を温めたりすることは禁物。逆に体が違う方向に傾いてしまいます。**月曜断食は、体が過剰でも不足した状態でもない「中庸」を目指しています。**季節によって生じる過不足を真ん中に戻してあげるという意識で行うとよいでしょう。

季節ごとに不調を感じていた人ほど、月曜断食の体質改善効果を実感しやすいともいえます。「花粉症が治った」「風邪をひきにくくなった」「春や秋に気持ちが落ち込んでいたのが今年はそれがない」そんなふうに季節の訪れを楽しく迎えられるようになるのです。

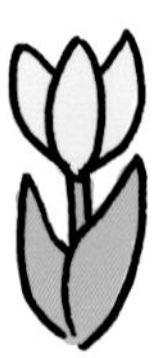

五臓と季節の関係

気の流れが悪くなり、イライラしやすい季節。肝臓や自律神経系のトラブル多し。体がゆるもうとする季節なので、予定を詰め込みすぎないで。山菜など春の食材はデトックス効果も高いので、アレルギー症状で悩む方ほど旬の食材を。

冬の冷えは水分代謝を調整する泌尿器系の不調に結びつきます。また血の巡りが悪くなって、「瘀血」傾向が強くなると、心筋梗塞や脳梗塞を発症しやすくもなります。温かい食事や入浴などで、積極的な「温活」を。

体に熱がこもりやすく、心臓や循環器系への負荷の大きい季節。しっかり発汗して、熱を外に出すことが大切です。冷たいものを摂りすぎると「水滞」状態でむくみが生じることも。夏野菜のナスやきゅうり、トマトは利尿作用が高くておすすめです。

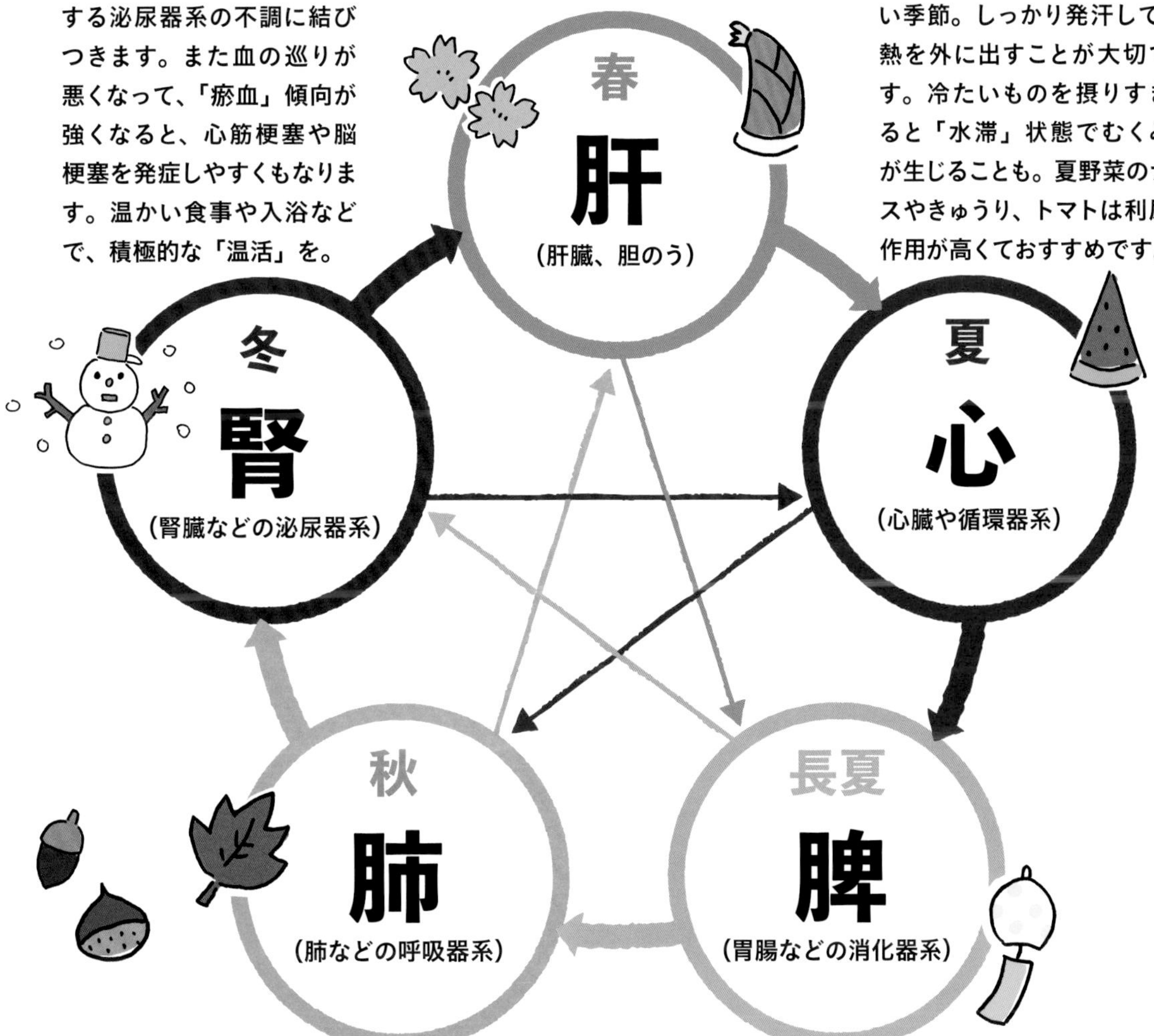

空気が乾燥して、呼吸器系にトラブルが出やすい季節です。夏のトラブルを抱えたまま体の切り替えがうまくいかないと熱をため込んでしまったり、食欲の秋とばかりに好き放題に食べたりしていると「湿熱」の要素が強くなります。

長夏とは中医学で夏の終わりを指す用語ですが、日本では梅雨時や秋口の長雨（秋台風）に該当するという解釈もあります。湿気の影響を受けると胃腸の消化機能が落ちて、胃もたれしやすくなります。食事は消化のいい、軽めのものを。

ライターU子のダイエット記 20年ぶりの40kg台！

小太りの〈瘀血《おけつ》〉体質46歳。
髪はパサつき、寝ても疲れが抜けない今日この頃。
結果が出にくいのではと思っていたけれど、果たして——

1週目

1日目［不食日］54.3kg　29.2%　便通◯
空腹はなんとかやり過ごせるけど、昼過ぎから頭痛＆脱力感で子どもの世話は夫に丸投げ。今日が祝日でよかった。４週間後、スカートのボタンは留まるか⁉

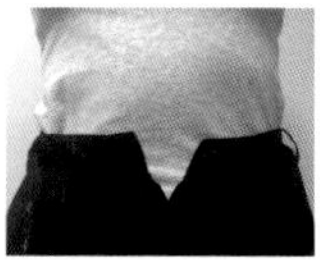

2日目［回復食・良食日］53.4kg　27.9%
大幅減ではしゃぐも、頭痛とだるさは昨日以上。集中力にも欠けて仕事がはかどらない。

3日目［良食日］
53.2kg　27.9%
3時間睡眠。でも、体調良好！ちょっと動くと体がポカポカ。1日水２ℓ摂取を目指し、美味しい水探しスタート。

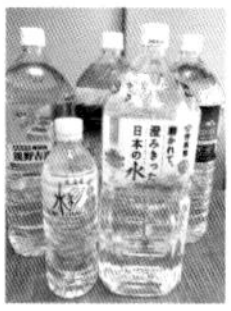

4日目［良食日］52.9kg　28.1%　便通◯
また体重が減ってる！　今日は料理撮影で1日立ちっぱなし。味見で何をどのくらい食べたかよくわからず。

5日目［良食日］52.8kg　27.9%　便通◯
顔色の悪さの最大の原因、紫の唇に赤みが！最近、体がポッポしているし、代謝がよくなってる？

6日目［美食日］52.5kg　27.5%
美食日までとっておいた、メゾン・ド・プティ・フール「ポルボローネ」を味わって食べる。昼は娘とファミレスへ。アルコールの回りが早い。

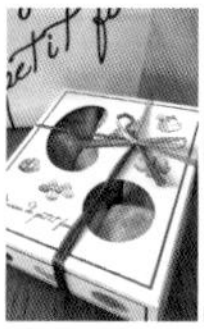

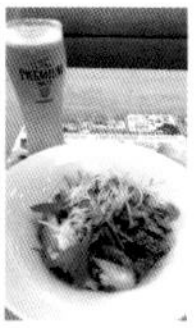

7日目［美食日］52.6kg　27.9%
惣菜、レトルトに頼りがちな平日の昼食を自炊すべく、合羽橋で包丁を新調。人生初1万円超えの包丁は、切れ味最高！昼は中華屋で黒酢豚定食。ご飯は1/3杯程度に。

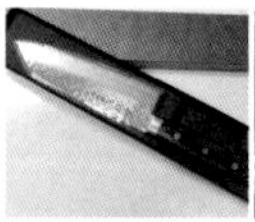

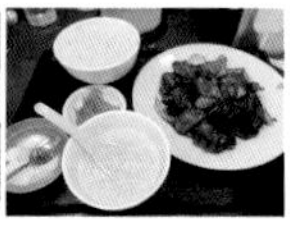

2週目

8日目［不食日］52.5kg　28.0%
午前中は生あくび連発。美容院帰りのコンビニで食欲に火がつき、どうにもガマンできず……。帰宅後、ドライフルーツのあんずを１個、味わって食べる。肩こりがツライ。

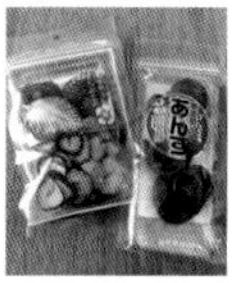

9日目［回復食・良食日］
51.9kg　27.4%　便通◯
ふらつき、胃の不快感、だるさ。不食日より翌日のほうが体調が悪い。午前中２時間ほど横になり、回復。午後から元気に。

10日目［良食日］51.4kg　27.0%
また今日も底値更新！　10日で2.9 kg減。目覚めもよく、体調もいい。就寝前のスマホ断ち効果か⁉

11日目［良食日］51.5kg　27.2%　便通◯
殺菌が面倒で片付けていたヨーグルトメーカーを復活させる。タネ菌は「王様のヨーグルト」。最近、手間をかけるのが億劫じゃなくなってきた。

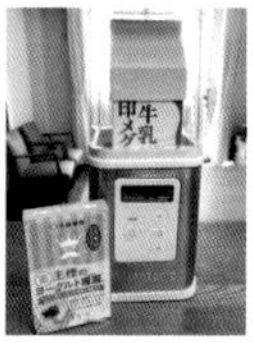

12日目［良食日］51.4kg　26.7%　便通◯
体重が停滞気味？と思ったら、たった3日だけだった。ここまであまりに順調で、贅沢病にかかった模様。

13日目［美食日］51.3kg　26.5%
朝は、大好物メゾンカイザーのアップルパイ。夜は、美食日だし7時台だしと言い訳ざんまいで唐揚げ、ポテサラ、豆源の「わさび大豆」を食べる手が止まらず……。

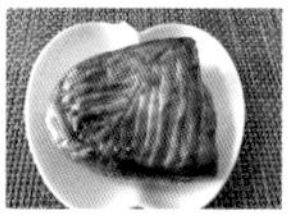

14日目［美食日］51.2kg　25.9%　便通◯
夜、しっかり食べたのに、体重が減り、体脂肪率が25%台に‼「体重→体脂肪率の順に減っていく」は本当だった。水と空腹対策のミックスナッツ持参で、息子と7.5km、1万5000歩ウォーキング。

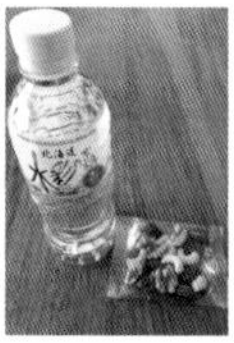

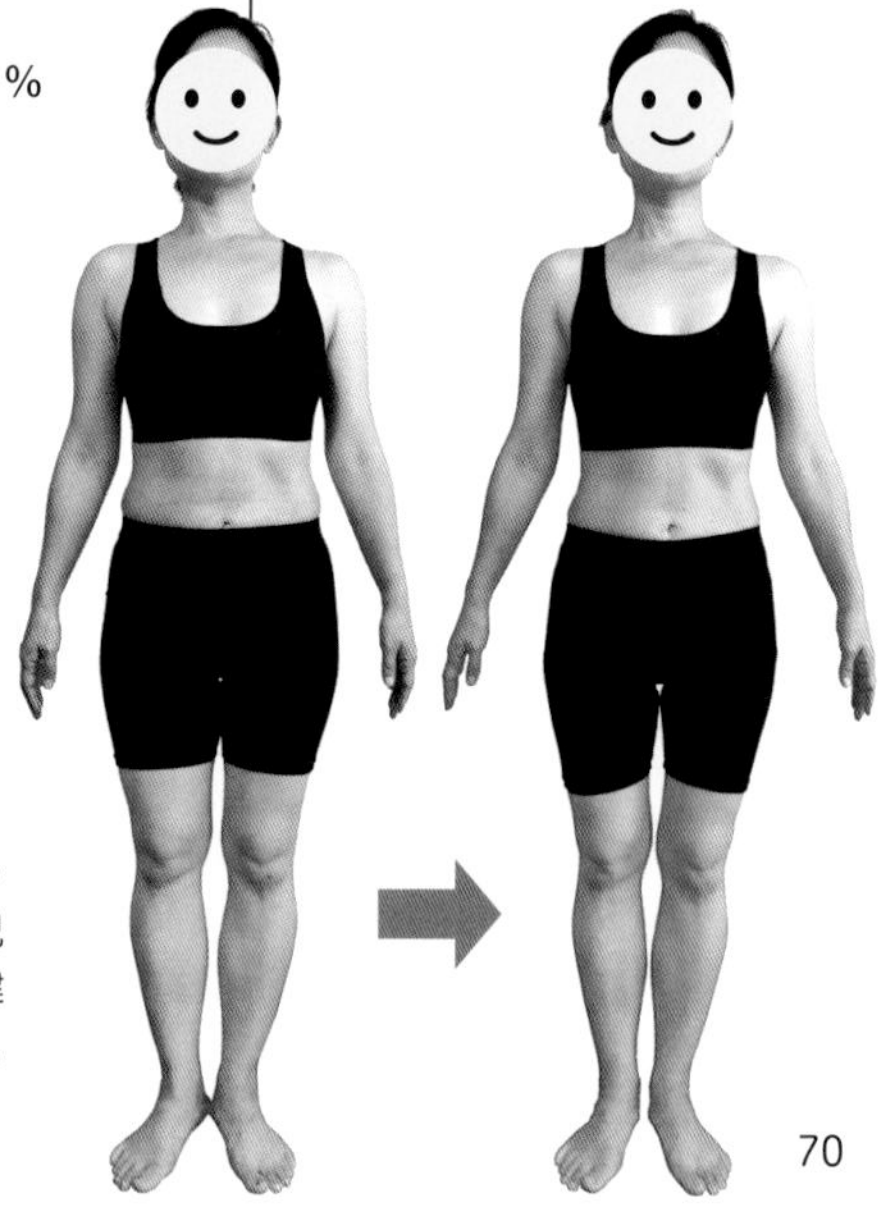

ライターU子／女性誌から書籍まで、美容・ダイエット・ライフスタイルをテーマに幅広く活躍中。二児の母46歳。数年前に出産した娘のためにも若く健康でいたいが、正月にインフルエンザ、春に肉離れ、夏に中耳炎……不調と二人三脚の日々。

結果

体重

54.3kg
⬇
49.9kg

−4.4kg

体脂肪率

29.2%
⬇
25.3%

−3.9%

ウエスト
72.3cm ➡ 68.0cm
−4.3cm

ヒップ
92.5cm ➡ 89.8cm
−2.7cm

太もも
右 54.5cm ➡ 51.7cm
−2.8cm
左 53.2cm ➡ 50.3cm
−2.9cm

ふくらはぎ
右 36.0cm ➡ 34.8cm
−1.2cm
左 36.3cm ➡ 35.2cm
−1.1cm

4週目

22日目［不食日］50.9kg　25.9％
4回目の不食日。体調は問題ないけど、立ちくらみがひどい。ラスト1週間に向けて、今日は完全不食を目指す！

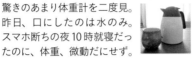

23日目［回復食・良食日］50.9kg　25.9％

驚きのあまり体重計を二度見。昨日、口にしたのは水のみ。スマホ断ちの夜10時就寝だったのに、体重、微動だにせず。朝は足浴して、ポットに白湯で温活に励む。

24日目［良食日］50.7kg　25.9％
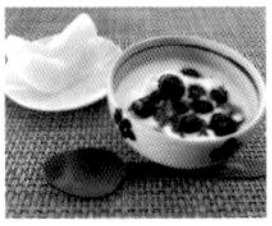
体重ほぼ横ばいだけど、焦らず、腐らず、そのときを待つのみ。朝は定番、ヨーグルト＋冷凍ブルーベリー＋おからパウダー、旬の果物。昼は豆乳かぼちゃシチュー。夜は野菜トマトスープ。

25日目［良食日］50.7kg　26.7％　便通◯
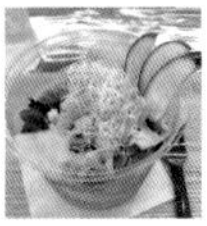
体脂肪率は激増だけど、トイレの回数が増え、体がようやくデトックス傾向になったのを感じる。外出先でのランチは、銀座三越「みのりカフェ」でサラダと水。

26日目［良食日］50.4kg　25.8％
昼食を食べそびれる。このまま夜断食して40kg台を目指す？と思ったけど、無理やりでは意味がないと思い、ラタトゥイユをつくって食べる。

27日目［美食日］49.9kg　25.3％
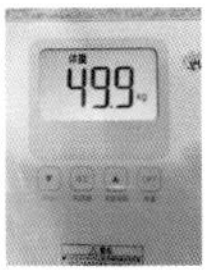
己の結婚式でも到達できなかった20年ぶりの49kg台達成！　体脂肪率も第一目標の25％に限りなく近い‼ すごい、すごいよ、月曜断食!!!

28日目　4週間を終えて…
スカートのボタンが難なく留められる！ お腹が凹んでしゃがむのがラクになり、部屋の片付けもはかどるし、面倒くさがり度70％減で、子どもの「公園行こう」に「いいよ！」と返せるように（笑）。
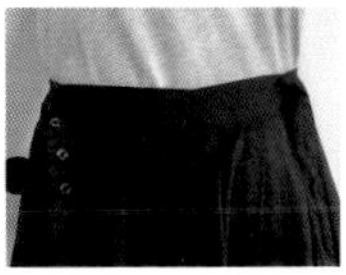

3週目

15日目［不食日］51.4kg　26.8％　便通◯
3回目の不食日は、空腹感強め。お昼前、空腹に抗いきれずアーモンド3粒をよく噛んで食べる。午後3時、だしを味わって飲む。水を飲んだ分だけ出ている感覚がなく、水分代謝の低下を感じる。

16日目［回復食・良食日］51.0kg　26.4％
今回は体調良好。回復食の昼をはじめ1人分スープをつくることが増え、直径14cmの小鍋購入。ゆで卵をつくるのにもちょうどいい。
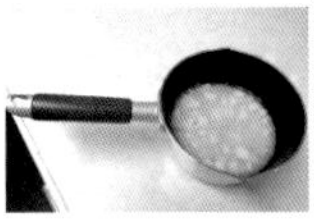
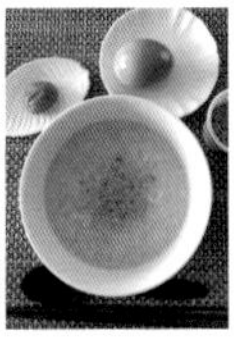

17日目［良食日］50.7kg　26.0％　便通◯
過去、あれほど分厚かった51kgの壁が崩れた！　ストレスMAXな出来事で食欲爆上がりだけど、ナッツをポリポリかじってやり過ごす。

18日目［良食日］50.4kg　25.9％
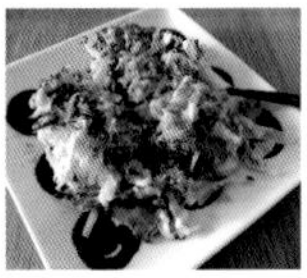
昼は、キャベツ、卵、冷凍海鮮ミックスに昆布だしとおからパウダーを加えて焼いた、糖質オフお好み焼き。美味！

19日目［良食日］50.7kg　26.0％
朝から頭がどんより重だるいと思ったら、生理。月曜断食でPMSや生理痛が改善という話をよく聞くが、いつもよりお腹の痛みが強く、結構キツイ。

20日目［美食日］50.6kg　25.9％
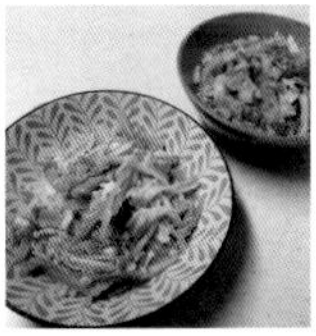
むくみがひどく体重横ばい。外出先でソフトクリームを食べたけど、夜はえのきにんじんしりしりに無限白菜でヘルシーに。ワインも飲む。

21日目［美食日］50.9kg　25.9％
夜中、何度も目覚める娘に付き合って寝不足。良食日に近い美食日にしたけど、あいかわらず水ハケが悪く、体重が落ちる気がしない。目標達成は厳しいか？

この4週間の食事は85点。3歳娘の妨害で熟睡叶わずの日々だったけど、体重・体脂肪率ともにかなり理想の数値に。爪、肌、髪にツヤが戻り、2カ月ほど続いていた耳鳴りまで消失！　服を着たときのシルエットが“やせてる人”になってきたのが嬉しい！

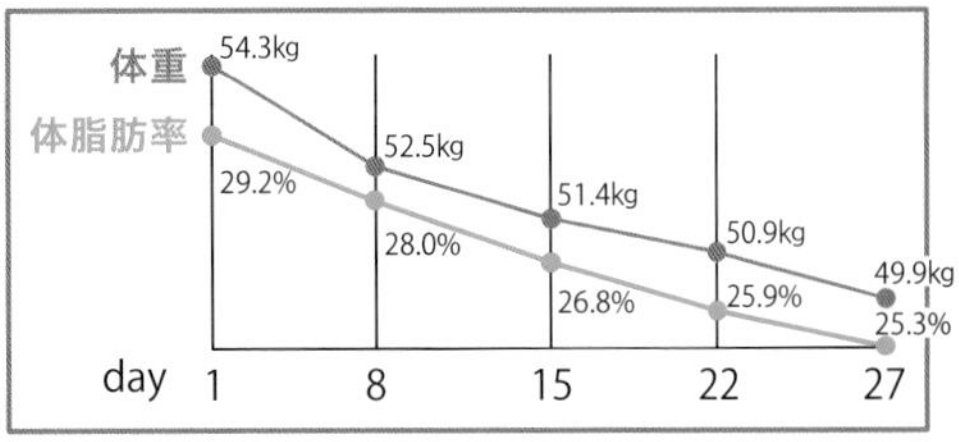

カツヤマケイコ

酒飲み女子が断食かよ!?

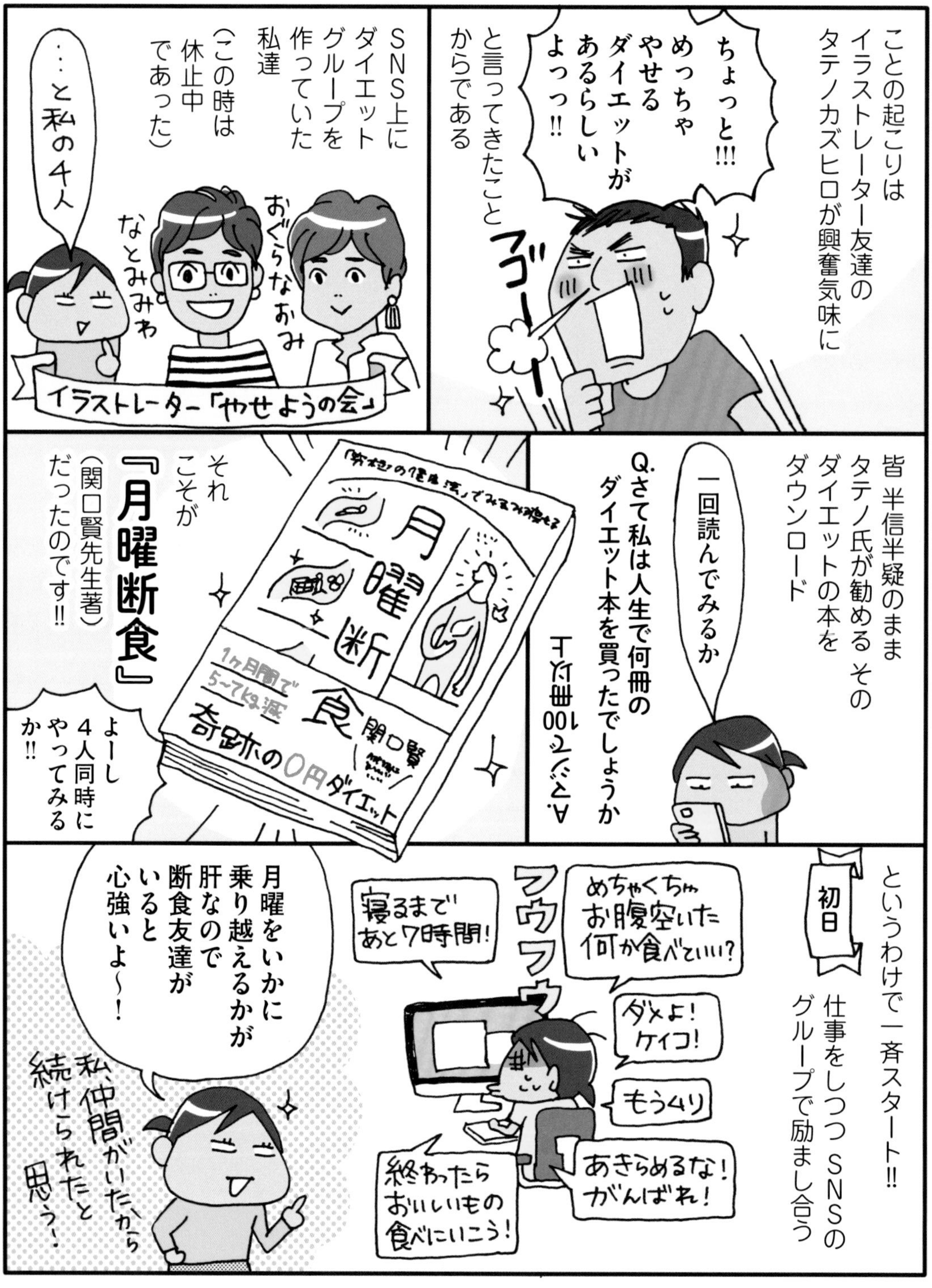
ことの起こりはイラストレーター友達のタテノカズヒロが興奮気味に
ちょっと!!! めっちゃやせるダイエットがあるらしいよっっ!!
フゴー
と言ってきたことからである
SNS上にダイエットグループを作っていた私達
(この時は休止中であった)
…と私の4人
おぐらなおみ
なとみみわ
イラストレーター「やせようの会」
皆半信半疑のままタテノ氏が勧めるそのダイエットの本をダウンロード
一回読んでみるか
Q.さて私は人生で何冊のダイエット本を買ったでしょうか
A.マジで100冊以上
それこそが『月曜断食』(関口賢先生著)だったのです!!
月曜断食
1ヶ月間で5~7kg減
関口賢
奇跡の0円ダイエット
よーし4人同時にやってみるか!!
というわけで一斉スタート!!
初日
仕事をしつつSNSのグループで励まし合う
めちゃくちゃお腹空いた何か食べていい?
寝るまであと7時間!
フウフウ
ダメよ!ケイコ!
もうムリ
あきらめるな!がんばれ!
終わったらおいしいもの食べにいこう!
月曜をいかに乗り越えるかが肝なので断食友達がいると心強いよ~!
私、仲間がいたから続けられたと思う!

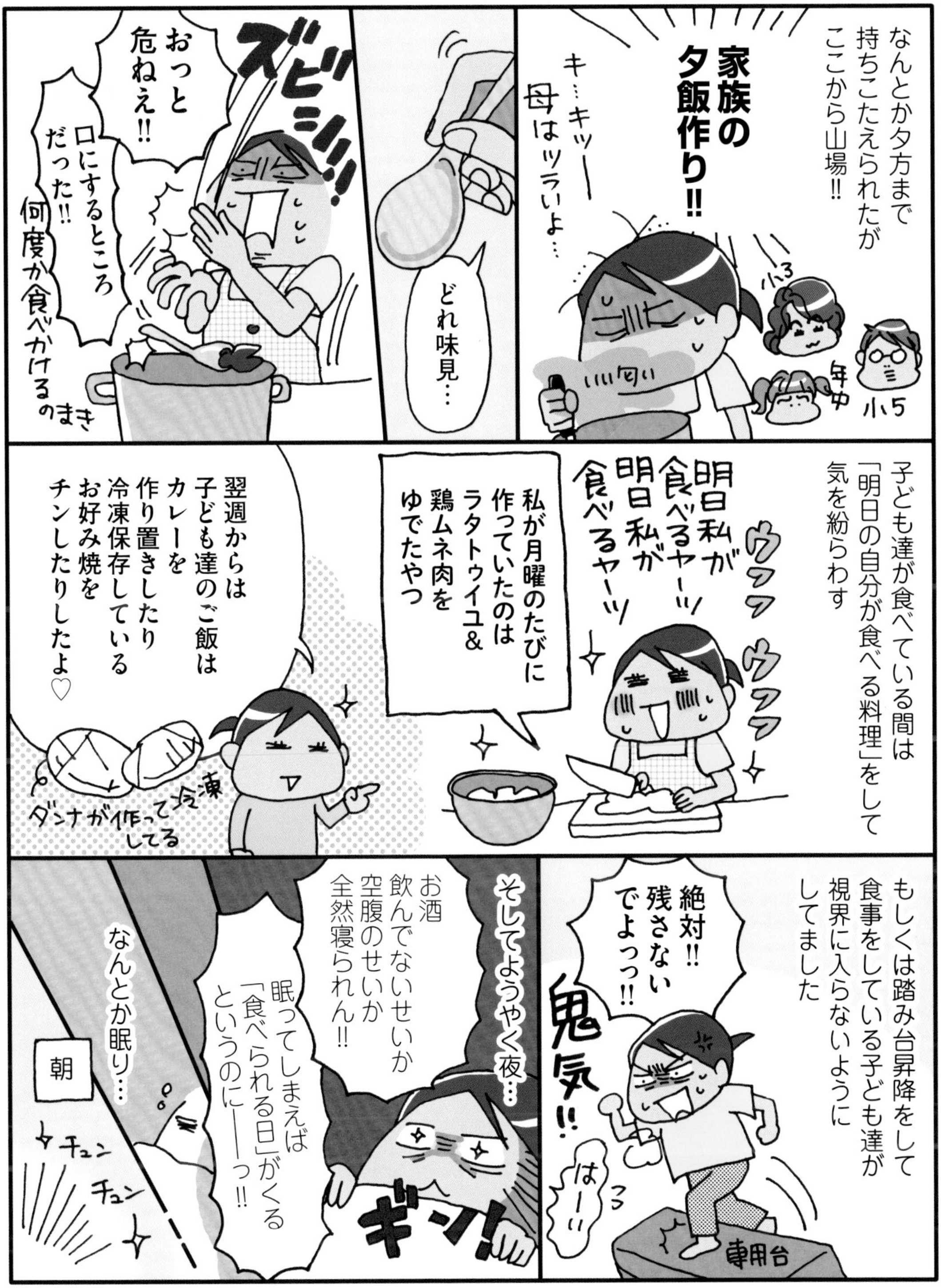

なんとか夕方まで持ちこたえられたがここから山場!!
家族の夕飯作り!!
キ…キッー
母はツラいよ…
いい匂い
小3
年中
小5
どれ味見…
ズビシッ!!
おっと危ねえ!!
口にするところだった!!
何度か食べかけるのまき
子ども達が食べている間は「明日の自分が食べる料理」をして気を紛らわす
明日私が食べるヤーッ
明日私が食べるヤーッ
ウフフ
ウフフ
私が月曜のたびに作っていたのはラタトゥイユ&鶏ムネ肉をゆでたやつ
翌週からは子ども達のご飯はカレーを作り置きしたり冷凍保存しているお好み焼をチンしたりしたよ♡
ダンナが作って冷凍してる
もしくは踏み台昇降をして食事をしている子ども達が視界に入らないようにしてました
絶対!! 残さないでよっっ!!
鬼気!!
はーっ!!
専用台
そしてようやく夜…
お酒飲んでないせいか空腹のせいか全然寝られん!!
眠ってしまえば「食べられる日」がくるというのに――っ!!
ギン!!
なんとか眠り…
朝
チュン
チュン

カツヤマケイコ／1975年京都生まれ。イラストレーター＆漫画家。著書に『ごんたイズム』シリーズ、『男の子の乗りこえる力を育てるワンパク体験』『まるごとわかる保育園』など。

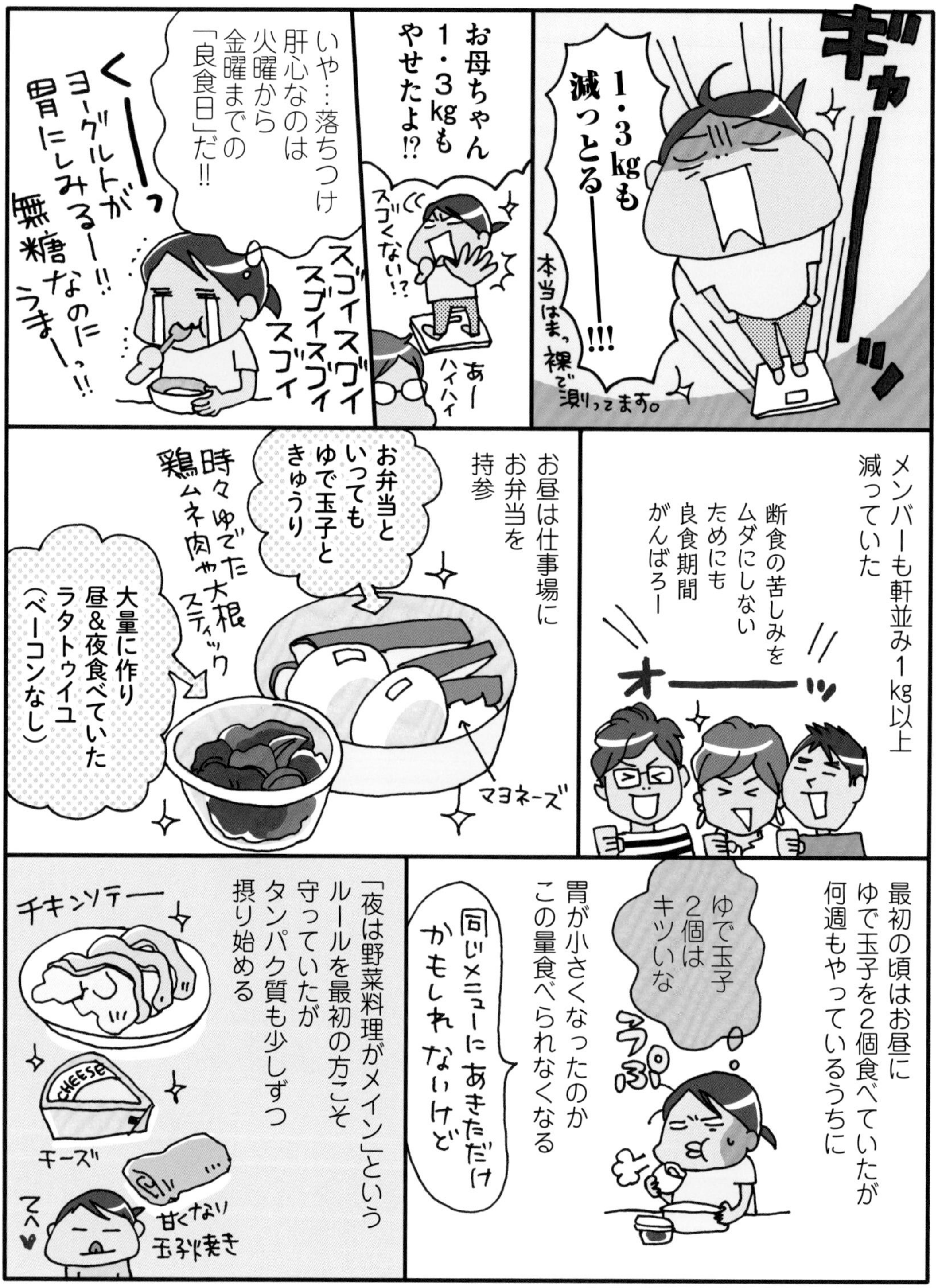
ギャーーーッ
1・3kgも減っとるーーー!!!
本当はまっ裸で測ってます。
お母ちゃん1・3kgもやせたよ!?
スゴくない!?
あーハイハイ
いや…落ちつけ肝心なのは火曜から金曜までの「良食日」だ!!
くーーーっ
ヨーグルトが胃にしみるーー!!
無糖なのにうまーーっ!!
スゴイスゴイスゴイスゴイスゴイ
メンバーも軒並み1kg以上減っていた
断食の苦しみをムダにしないためにも良食期間がんばろー
オーーーッ
お昼は仕事場にお弁当を持参
お弁当といってもゆで玉子ときゅうり
時々ゆでた鶏ムネ肉や大根スティック
大量に作り昼&夜食べていたラタトゥイユ(ベーコンなし)
マヨネーズ
最初の頃はお昼にゆで玉子を2個食べていたが何週もやっているうちに
ゆで玉子2個はキツいな
ウプ
胃が小さくなったのかこの量食べられなくなる
同じメニューにあきただけかもしれないけど
「夜は野菜料理がメイン」というルールを最初の方こそ守っていたがタンパク質も少しずつ摂り始める
チキンソテー
CHEESE
チーズ
甘くない玉子焼き
てへ♥

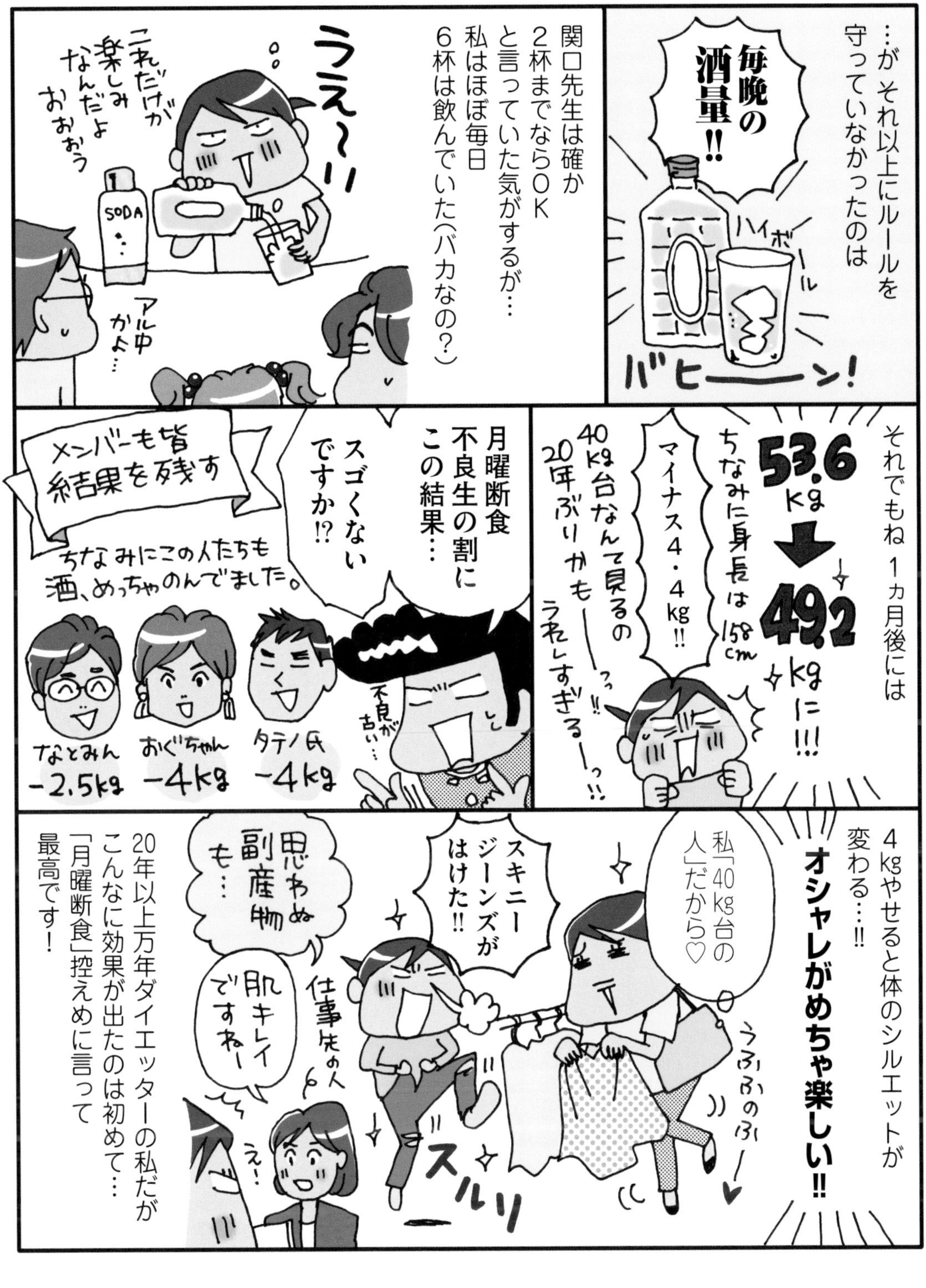
…がそれ以上にルールを守っていなかったのは
毎晩の酒量!!
ハイボール
バヒーーン!
関口先生は確か2杯までならOKと言っていた気がするが…私はほぼ毎日6杯は飲んでいた（バカなの?）
うえ〜い
これだけが楽しみなんだよおおおう
SODA
アル中かよ…
それでもね 1ヵ月後には
53.6kg
49.2kgに!!!
ちなみに身長は158cm
マイナス4・4kg!!
40kg台なんて見るの20年ぶりかもーっ!!
うれしすぎるーっ!!
月曜断食不良生の割にこの結果…
スゴくないですか!?
不良が古い…
メンバーも皆結果を残す
ちなみにこの人たちも酒、めっちゃのんでました。
なとみん −2.5kg
おぐちゃん −4kg
タテノ氏 −4kg
4kgやせると体のシルエットが変わる…!!
オシャレがめちゃ楽しい!!
私「40kg台の人」だから♡
うふふのふ〜
スキニージーンズがはけた!!
スルリ
思わぬ副産物も…
肌キレイですねー
仕事先の人
え…
20年以上万年ダイエッターの私だがこんなに効果が出たのは初めて…「月曜断食」控えめに言って最高です!

つながる楽しさ♪

SNS活用術

仲間がいるからがんばれる！

月断コミュニティで一緒に乗り切ろう

その1 ツイッターでつながろう

月曜断食がこれまでのダイエットと大きく違うのは、不食日には日本中のいたるところに空腹を乗り切ろうとする人たちがいて、良食日にはメニューを工夫している人が大勢いるということ。同じ曜日にみんなが一斉にトライする同時多発性は、見知らぬ挑戦者たちとつながりやすいメリットを生み出しました。

不食日にツイッターをのぞくと、「夕方からがいちばんキツい時間帯。今日が不食日の方、がんばりましょう！」などの言葉があふれ、折れそうな心を支えてくれます。

また、多くの人がその日に食べたものを記録として投稿していて食べ方の参考になるし、手軽な良食レシピがバズったりしてにぎわっています。写真つきの良食レシピは、1食に食べる量を知るのにも役立つし、食材や味つけのバリエーションを広げてくれるから、何を食べようか悩んだときの強い味方になること間違いなし。

月曜断食に取り組むと性格まで穏やかになる!? からか、ツイッターでのやりとりも温かみを感じるものばかり。だから、月曜断食初心者も、ツイッター初心者も大丈夫。#月曜断食で、日々の取り組みや体重の変化をツイートしたり、食事の写真をアップすれば「いいね」がついたり、体験者たちからコメントをもらえたりして、自然と輪が広がっていきます。「ここで励ましてもらったから、目標達成できました」との声も多数！

関口先生のツイート

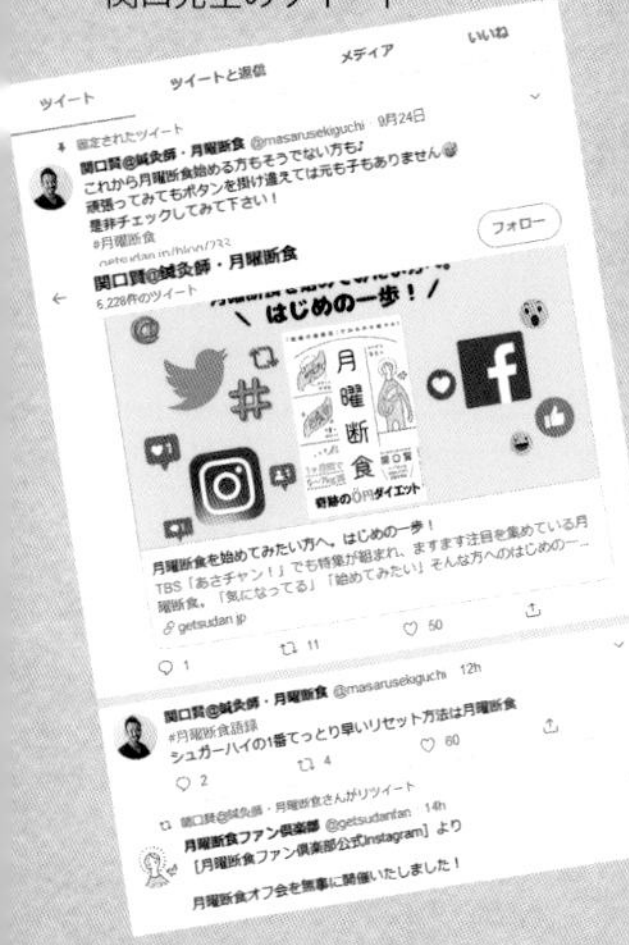

その2 疑問が出たらPeingの「月曜断食の質問箱」

月曜断食をスタートすると、個々の環境や体質によって「これはどうしたらいいの？」という疑問が出て

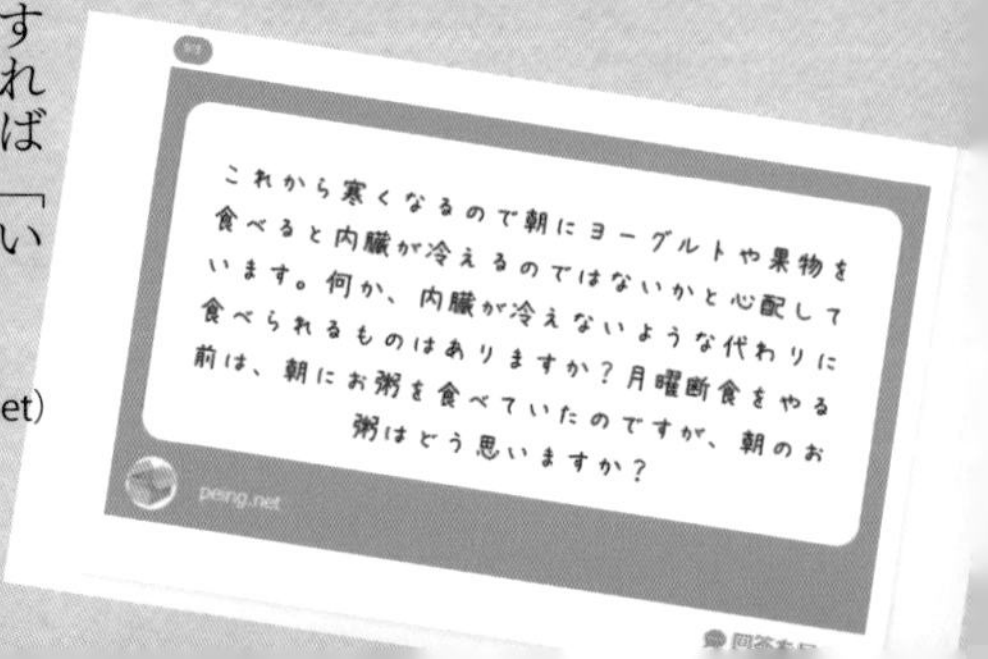

質問箱（peing.net）

公式サイト

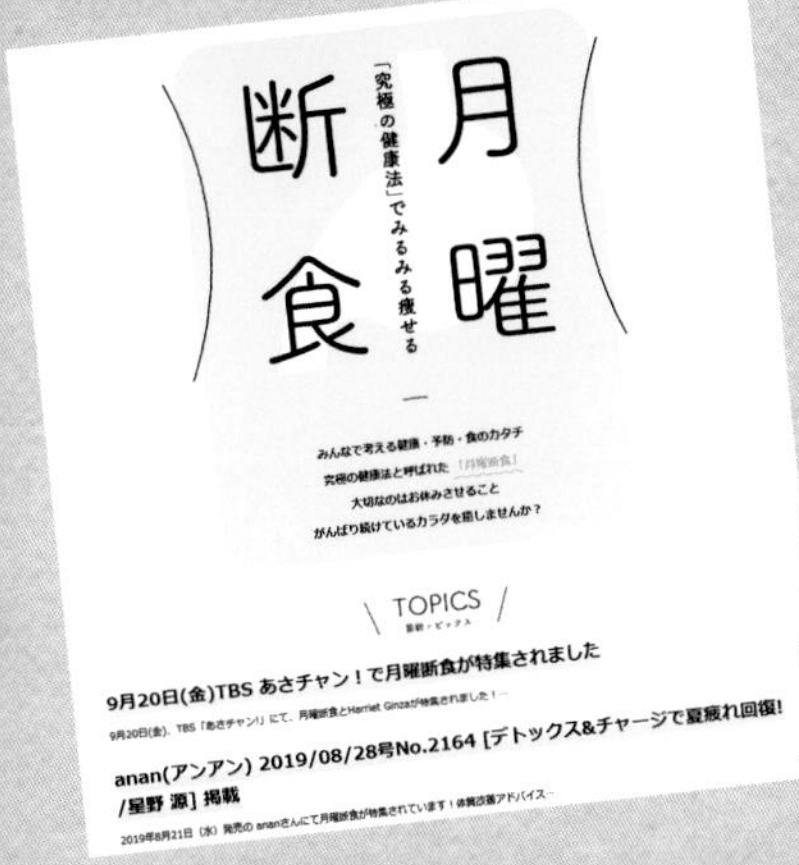
月曜断食
「究極の健康法」でみるみる痩せる
みんなで考える健康・予防・食のカタチ
究極の健康法と呼ばれた「月曜断食」
大切なのはお休みさせること
がんばり続けているカラダを癒しませんか？
TOPICS
9月20日(金)TBS あさチャン！で月曜断食が特集されました
anan(アンアン) 2019/08/28号No.2164 [デトックス&チャージで夏疲れ回復!/星野 源] 掲載
2019年8月21日（水）発売の ananさんにて月曜断食が特集されています！体質改善アドバイス…

くることも。そんなときは、関口賢先生のツイッターアカウント（@masaru sekiguchi）から飛べる「関口賢@月曜断食の質問箱(peing.net)」をチェック。多種多様な質問に、関口先生本人が真摯に回答しています。

「サプリメントの併用はあり？」「週によって不食日が変わっても大丈夫？」「朝、お粥を食べてもいいですか？」などの質問に、中医学に基づいた見解や現実的なアドバイスを寄せていて、有益な情報が満載。月曜断食の公式サイト(https://getsudan.jp)では、質問箱の内容がアーカイブ化されていてキーワード検索できるので、知りたい内容が明確なときは、こちらを活用するのが便利です。

質問箱と並び、公式サイトで人気なのは、さまざまな体験談とビフォー・アフターの比較写真。体験談を読んで成功させるヒントに出合ったり、同じような悩みを抱えていた人を見つけて共感したり、比較写真を見て希望を抱いたり。

ほかにも、関口先生のためになるコラム、メディア掲載などの最新情報、オフ会などの交流会やイベント情報なども掲載され、月曜断食に挑戦する方を多方面からバックアップしています！

月断メイツたちのオフ会レポート

月曜断食実践者たちがリアルで交流できるオフ会が都内で開催されると聞きつけ、編集部が突撃！

参加者15人のうち、半数以上はオフ会初参戦で、遠くは山形県や岡山県からの参加者も。最初こそ「勇気を振り絞って来ました！」と緊張の面持ちだった人も、月曜断食あるある話に大笑いしたり、互いのツイッターのアカウント名を聞いて「あっ、あの人!!」と発見し合ったりして、大盛りあがり。実年齢を聞いて、見た目の若さとのギャップに驚愕したり、月断前のビフォー写真を見て、互いのがんばりを素直にたたえあったりできるのは、同じ苦労を乗り越えてきた月断メイツたちだからこそ。やっぱり女子はダイエットで心身ともに生まれ変わることを実感しました。

チーム対抗ジェスチャークイズで盛りあがったあとは、お待ちかね、関口先生への質問タイム。睡眠や不食日の空腹対策など、知りたかったことを直接聞き、親身なアドバイスを受けて、みなさん大満足。「イライラからの過食は太るけど、楽しく食べればセロトニンの作用で翌日の体重は微増のはず」という関口先生の持論のもと、大いに食べて、笑った至福の2時間半。次回以降、参加希望の方は、ツイッターの公式アカウントをいますぐフォロー！

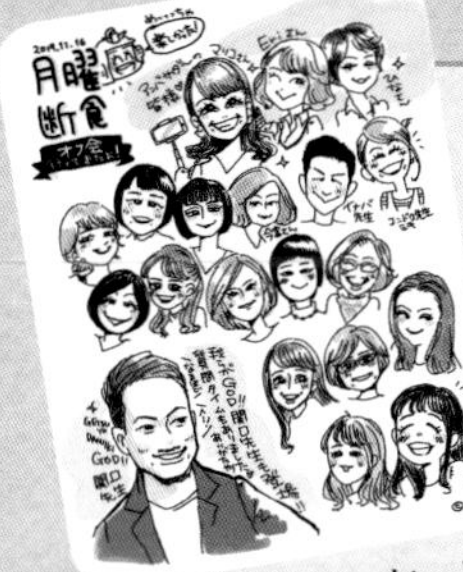
月曜断食
オフ会

オフ会参加者たちの似顔絵（byロボ子）

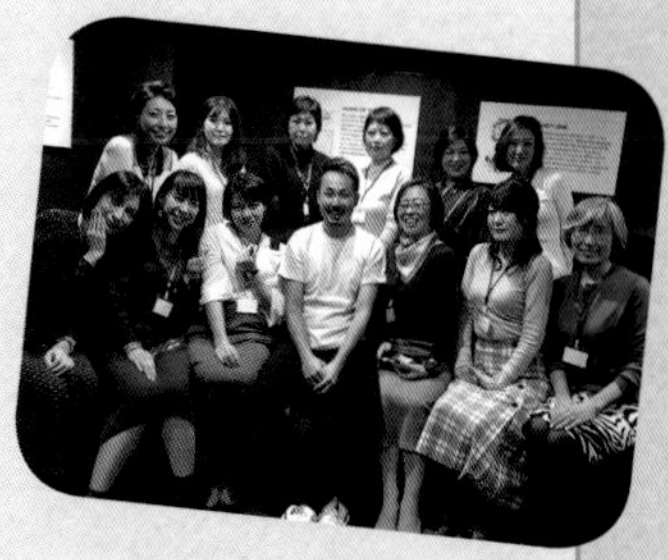

Close-up!

月断メイツたちに人気♪

SNSで話題の主婦 とんこさんの献立

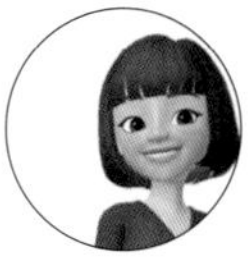

とんこ
Twitter アカウント
@tonko__chan

最初の４カ月間の月曜断食で－14kgを達成したとんこさん。食いしん坊なのに－12kgをキープできているという、月断用ヘルシーレシピが人気を集めています。

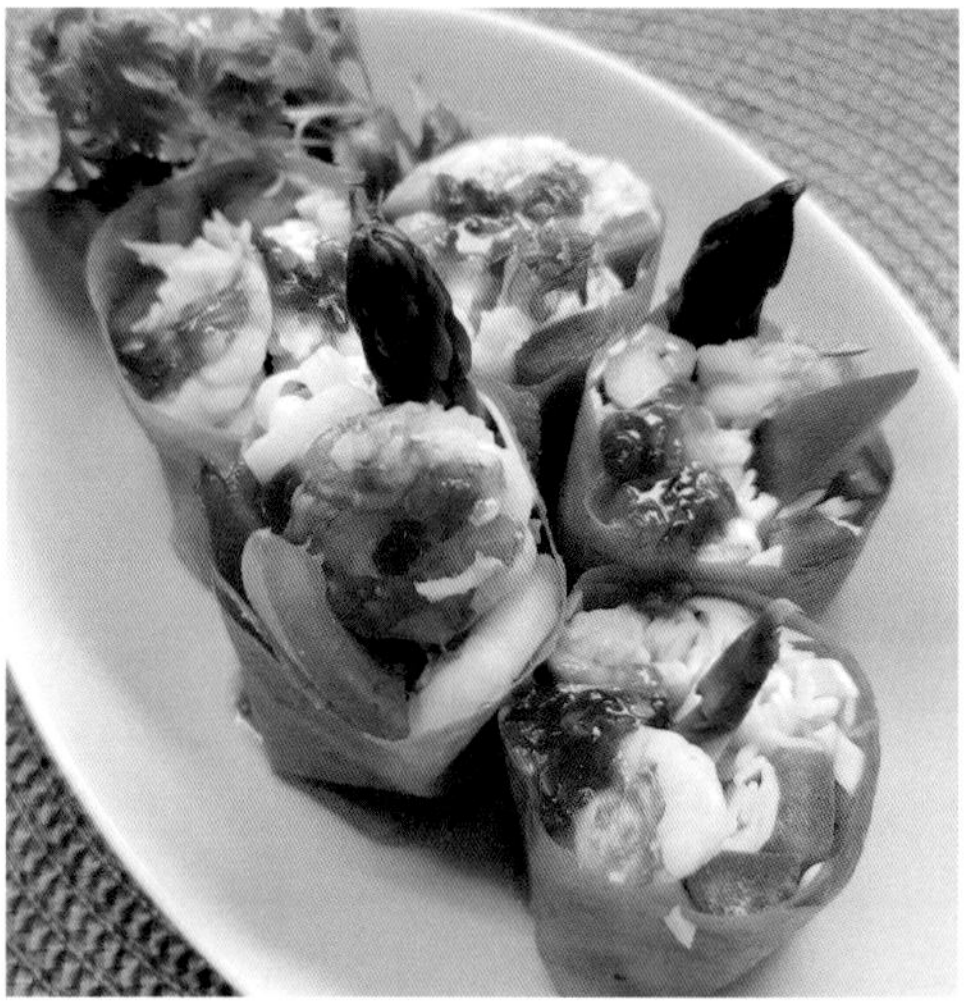

豆腐そうめんの生春巻き風

材料（2人分）

豆腐そうめん … 1/2パック
アスパラガス … 2本
トマト … 1/2個
ボイル海老 … 小8個
ベジタブルシート … 2枚
卵 … 1個
サラダ油 … 大さじ1
チリソース … 適量

作り方

1 豆腐そうめんは水気を切る。アスパラはかた茹でにして3cm幅に、トマトは種を取り短冊状に切る。サラダ油をひいたフライパンで炒り卵を作る。

2 ベジタブルシートに1とボイル海老を並べて巻き、巻き終わりに水をつけて軽くおさえる。食べやすい大きさに切り、チリソースをそえる。

キャベツと豚肉の蒸し煮

材料（2人分）

豚バラ薄切り肉 … 200g
キャベツ … 1/4個
インゲン … 8本
パクチー … 適量
ポン酢 … 適量

作り方

1 豚肉は食べやすい大きさに、キャベツとインゲンは5cm幅に切る。

2 キャベツ、豚肉、インゲンを鍋に隙間なく詰める。鍋底から1/3くらいの水（分量外）を入れ、蓋をして強火にかける。煮立ったら弱火にし、肉に火が通るまで蒸し煮にする。ポン酢に刻んだパクチーを入れたつけダレで食べる。

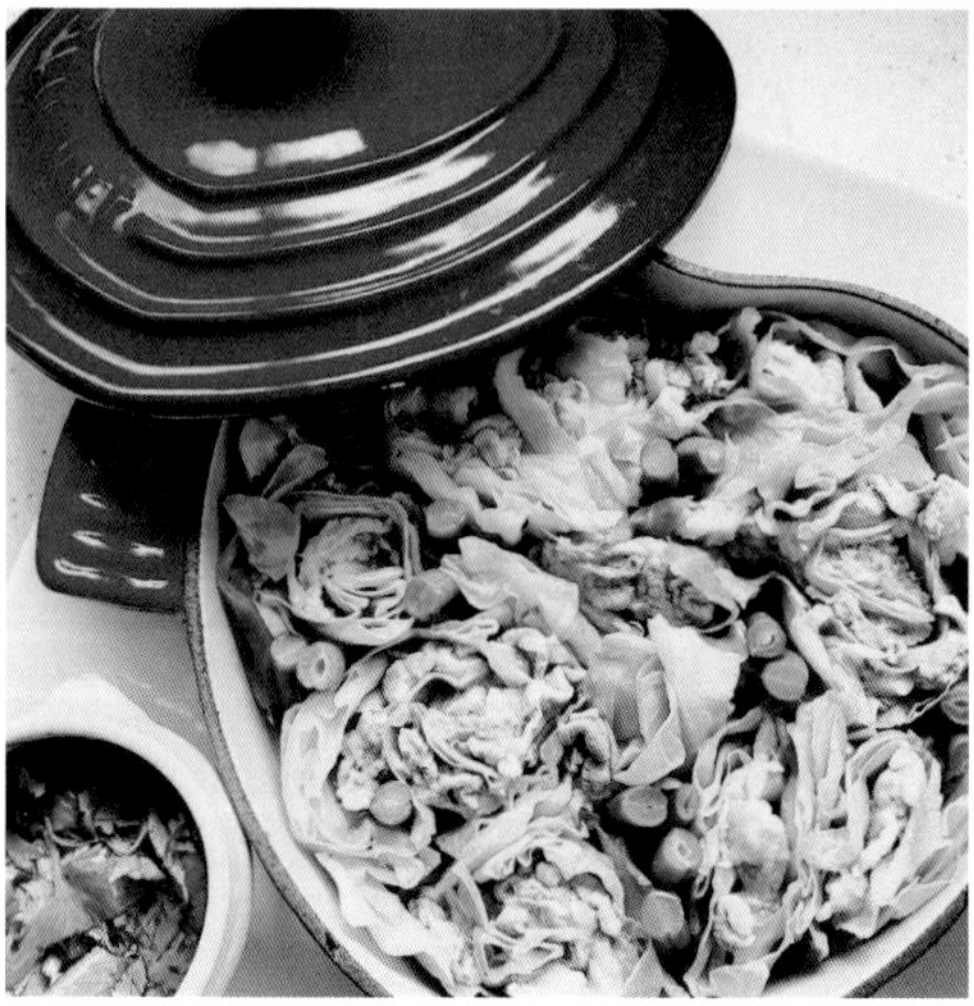

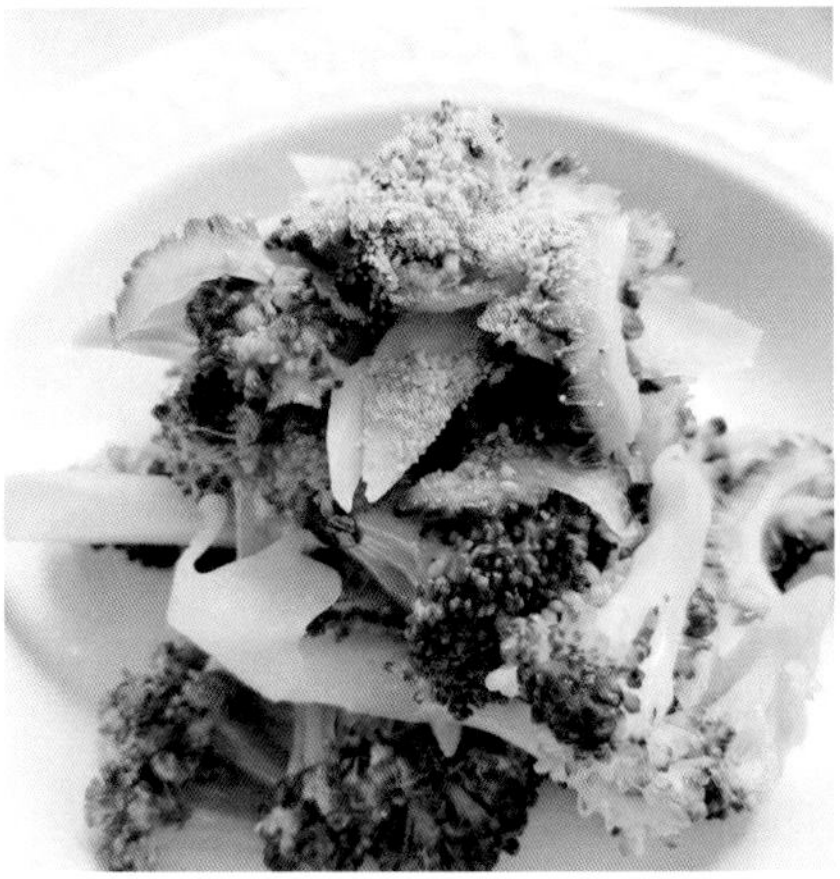

ブロッコリーとゴーヤのナムル

材料（2人分）

ブロッコリー … 1/2 株
ゴーヤ … 1/2 本
ごま油 … 大さじ2
塩 … 少々
すりゴマ … 適量

作り方

1 小房にしたブロッコリーをかた茹でにし、水気をしっかり切る。ゴーヤは縦半分にして種を取り、薄切りにして1分半ほど茹でて水にとり、キッチンペーパーに包み水気を絞る。

2 1を器に入れてごま油と和え、塩で味をととのえてすりゴマをかける。

豚肉とキムチのトマトスープ

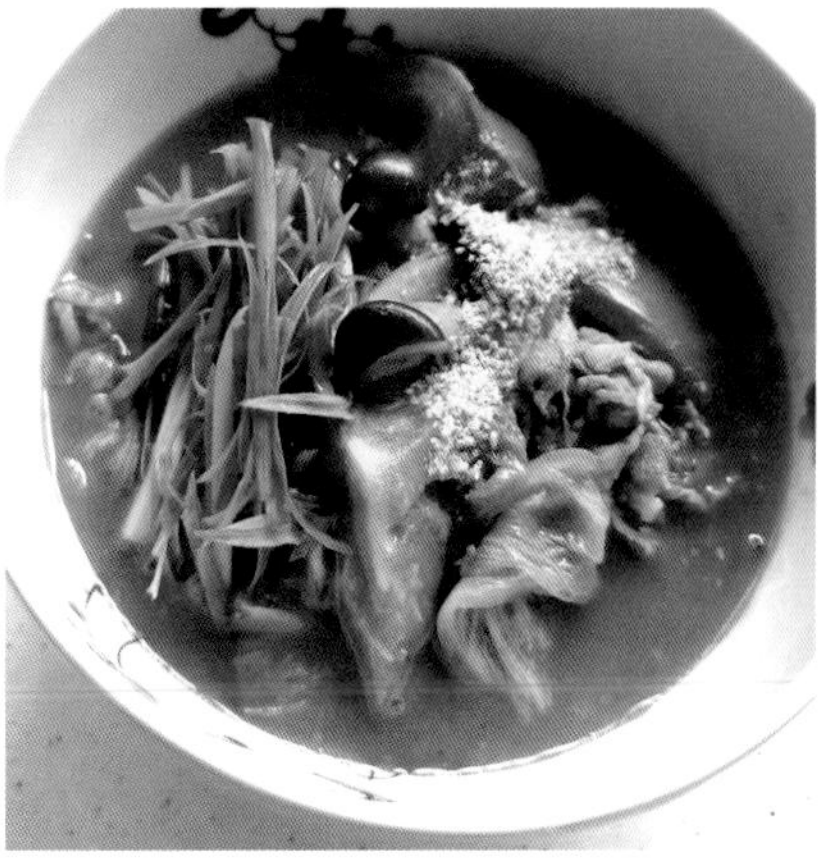

材料（2人分）

豚バラ肉しゃぶしゃぶ用 … 200g
キムチ … 150g
トマト … 大1個
しめじ … 1/2 パック
水 … 500㎖
ごま油 … 大さじ 2
鶏ガラスープの素 … 少々
万能ネギ … 4本
すりゴマ … 適量

作り方

1 豚肉は食べやすい大きさに切る。しめじは石づきをカットしてほぐす。トマトはざく切りにする。

2 鍋にごま油をひき、豚肉とキムチを中火で炒める。豚肉に火が通ったら水を入れ、沸騰したらしめじとトマトを加え弱火で約3分煮込む。鶏ガラスープの素で味をととのえて器に盛り、斜め切りにした万能ネギ、すりゴマをかける。

sweets

フルーツとヨーグルトチーズのデザート

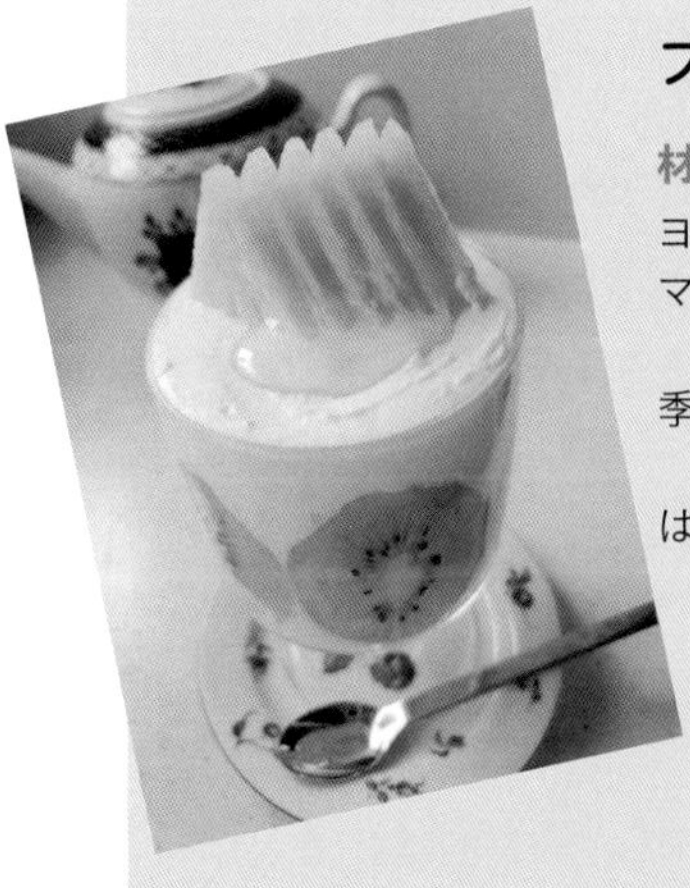

材料（2人分）

ヨーグルト … 200g
マスカルポーネチーズ … 100g
季節のフルーツ … 2 種類ほど
はちみつ（お好みで） … 小さじ 1

作り方

1 ステンレスのコーヒードリッパーにヨーグルトを入れ、一晩冷蔵庫において水切りヨーグルトを作り、マスカルポーネチーズとよく混ぜる。

2 ガラスの器に刻んだ季節のフルーツを並べ、その上に1を入れて表面をナイフで滑らかにする。お好みではちみつをかけ、フルーツを飾る。

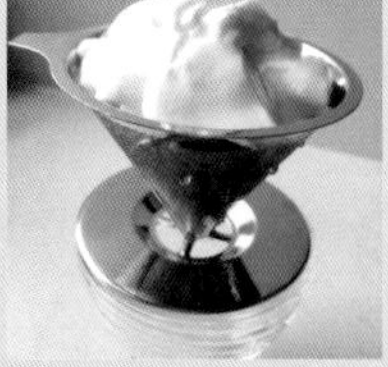

水切りヨーグルト：コーヒードリッパーを使うと簡単。
※ボウルの上にキッチンペーパーを敷いたザルでも代用可

関口　以前、月曜断食が「あさチャン！」で取り上げられた際、断食の効用を医学的に説明して下さったのが工藤先生でした。

工藤　断食の医学的エビデンスは明白で、私も糖尿病治療や減量治療で一部断食を取り入れているので、コメントさせていただきました。

関口　最近は、ただやせるだけではなく、不調の改善も含めた健康意識の高いダイエッターが増えている気がしますが、いかがでしょうか。

工藤　私の外来でもその通りで、みなさん肩こりや不眠が改善することでやせたり、逆にダイエットに成功することで、うつやさまざまな慢性疾患が消えています。シュガーハイ（砂糖の摂取による興奮状態）のような悪習慣を断ち切って内臓脂肪を減らせば、多くの不調は治りますからね。

関口　確かに。

特別対談

肥満、糖尿病、慢性疾患……

エビデンスが示す「月曜断食」の可能性

内科医
工藤孝文

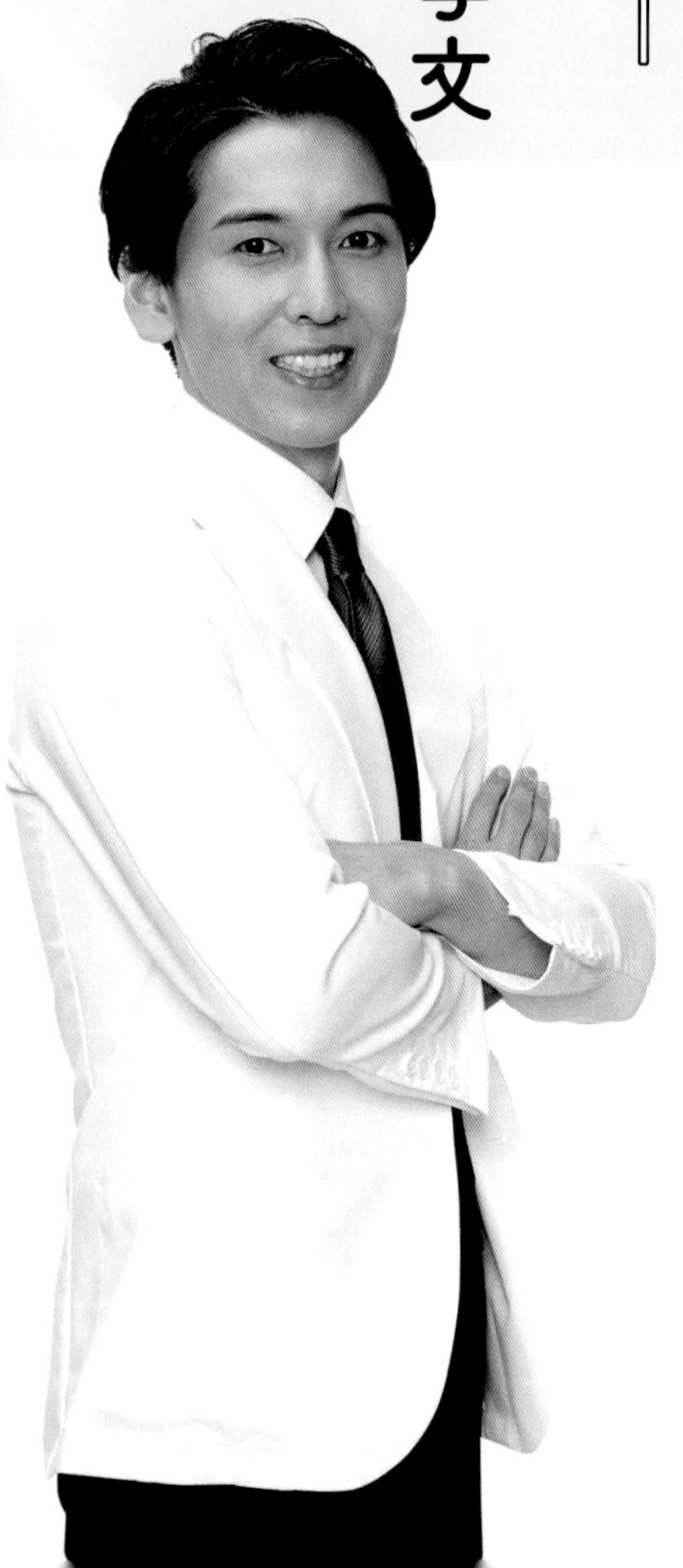

工藤　ダイエットの敵は〝飽き〟というのが私の考えで、「三日坊主を7回繰り返せば3週間」と患者さんにもよく話すんです。習慣化こそダイエットの成否を握る鍵ですが、月曜断食は多くの方が継続でき、きちんと結果を出していてすごいですね。

関口　考案にあたっては、何万人もの体と向き合ってきた経験から、生活のなかでいかに月曜断食をルーティーン化するかを徹底的に練りました。1週間1サイクルでリズムをつくりやすい、ダメな週があってもリセットしやすいといった声を多くいただいています。

工藤　週1の断食って、毎日コツコツとカロリー制限するよりも効率がいいことが研究で明らかになっていて、非常に合理的なんです。断食して半日で体内のブドウ糖は底をつき、肝臓で脂肪を分解してケトン体を生み出します。ケトン体はDNAに働きかけて、巨大なエネルギー生産工場であるミトコンドリアを活性化させるので、やせやすくなるというメカニズムです。

関口　やせスイッチが入る、と

いうことですね。

工藤　そうです。しかも、「断食メモリー」といって、断食を一定期間続けると、ケトン体が減少してもミトコンドリアは脂肪をエネルギー源として燃焼し続けてくれます。最新の研究発表では、ケトン体の分子栄養メカニズムが解明され、断食によって腸内細菌叢《そう》が変化し、全身での脂質代謝が亢進《こうしん》される仕組みの詳細もわかってきました。断食は体重が動くきっかけにもなるので、私は停滞期でやる気を失いかけている患者さんに、「イケそうなら、今日の夜は食べないでみて」って声をかけるんですよ。

メンタルのコントロールが大事

関口　夜断食なら、受け入れやすいですからね。

工藤　断食が起爆剤となって停

鍼灸師
関口賢

糖尿病・ダイエット治療の専門医として著名な工藤孝文氏と、関口賢氏の初対談が実現。臨床の場で行われている断食治療の実際から、東洋医学を踏まえたこれからの医療の可能性まで、縦横無尽に語り合った白熱トーク！

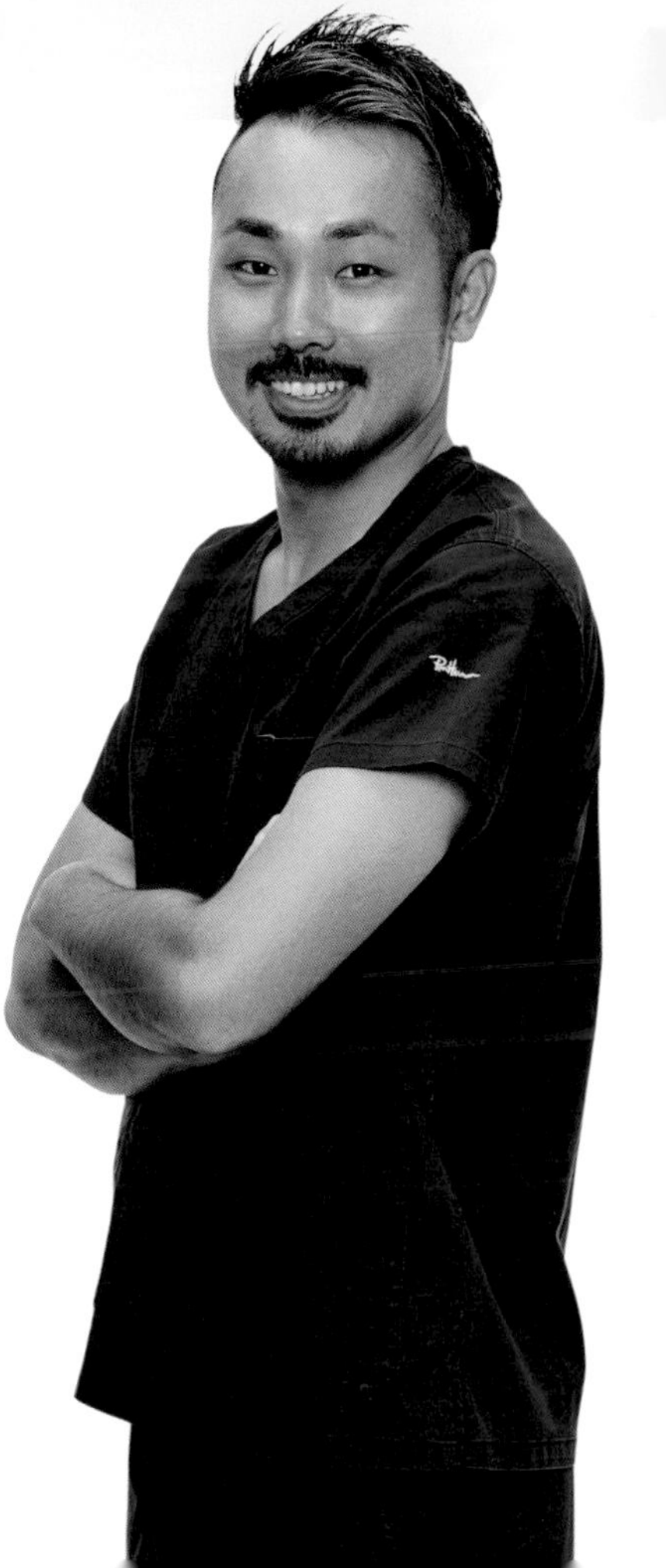

滞していた体重が動くと、β-エンドルフィンという脳内で働く神経伝達物質が出て気分が高揚しますから、またダイエットに前向きに取り組めるんです。

関口　そういう、患者さんのメンタルのコントロールって、すごく大事ですよね。

工藤　まさしく！　肥満や糖尿病の人は、脳の前頭葉の機能が低下してくるという報告があるんです。前頭葉は感情のコントロールなど社会性を司っているので感情が不安定になりやすいですし、人の話を途中で遮ったりしません？

関口　最後まで話を聞かず、「でも」「だって」と言い訳をする方が多いかも（笑）。

工藤　でもそれは、その人の性格ではなく、脳のせいなんですよね。やせると性格が穏やかになってくるでしょう。断食で内臓を休めて腸内環境がよくなると、腸内でセロトニンの前駆体をつくれるようになります。その結果、脳内のセロトニンも増えるので、うつっぽさも取れてくるんですね。

関口　断食で腸内環境が整って

くると目に見えて睡眠が改善されて、体調も整ってきますね。今日お聞きしたかったのが、先生の専門の糖尿病についてです。僕の鍼灸治療院には糖尿病予備群のような肥満体質の方も多く来ているんです。

工藤　肥大した脂肪細胞からは、インスリンの作用を阻害する悪玉アディポサイトカインが分泌されますが、これが糖尿病を引き起こす一因となります。断食で内臓脂肪が減るとインスリン感受性が改善されますから、糖尿病の予防に役立ちます。すでに糖尿病の患者さんには、薬をコントロールしつつ断食を治療に取り入れています。1年くらいでインスリン注射をやめられた人もたくさんいますよ。

関口　それは希望となるお話ですね。でも、インスリン療法中の断食は大変では？

工藤　はい。朝イチから血糖値が高い人は、断食中も空腹時の血糖値を下げる薬が必要なこともありますし、一方でインスリン注射などの治療をしている方は低血糖の危険性などがあるので、お薬を中断もしくは漸減《ぜんげん》していく必要があります。そのあたりは、私は患者さんに合わせて薬の種類や量をゆるやかにコントロールしています。糖尿病をお持ちの方は、低血糖や合併症の悪化のリスクもありますので、必ず主治医に相談しなければなりません。

関口　主治医が断食をどう捉えているかによっても変わってきますね。

工藤　それは大きいです。断食と聞くと不安を感じてしまう患者さんや現場の医師がまだまだ多いので、今後、治療としての可能性がもっと知られていくとよいのですが。

関口　断食をめぐる疑問のなかに、空腹時間が長くなると胆汁が濃くなって胆石になる可能性を指摘する声もあったのですが、どう思われますか。

工藤　確かに空腹な状態が長時間続くと胆石症になりやすいという報告があります。ただ、一般的に、胆石は肥満気味でコレステロール値の高い中年女性に多い病気です。週1日の断食を数カ月やったからといって胆石ができるとは考えにくく、体質

**糖尿病患者さんの治療に
断食を取り入れていますが、
1年くらいでインスリン注射を
やめられた人もたくさんいますよ。**

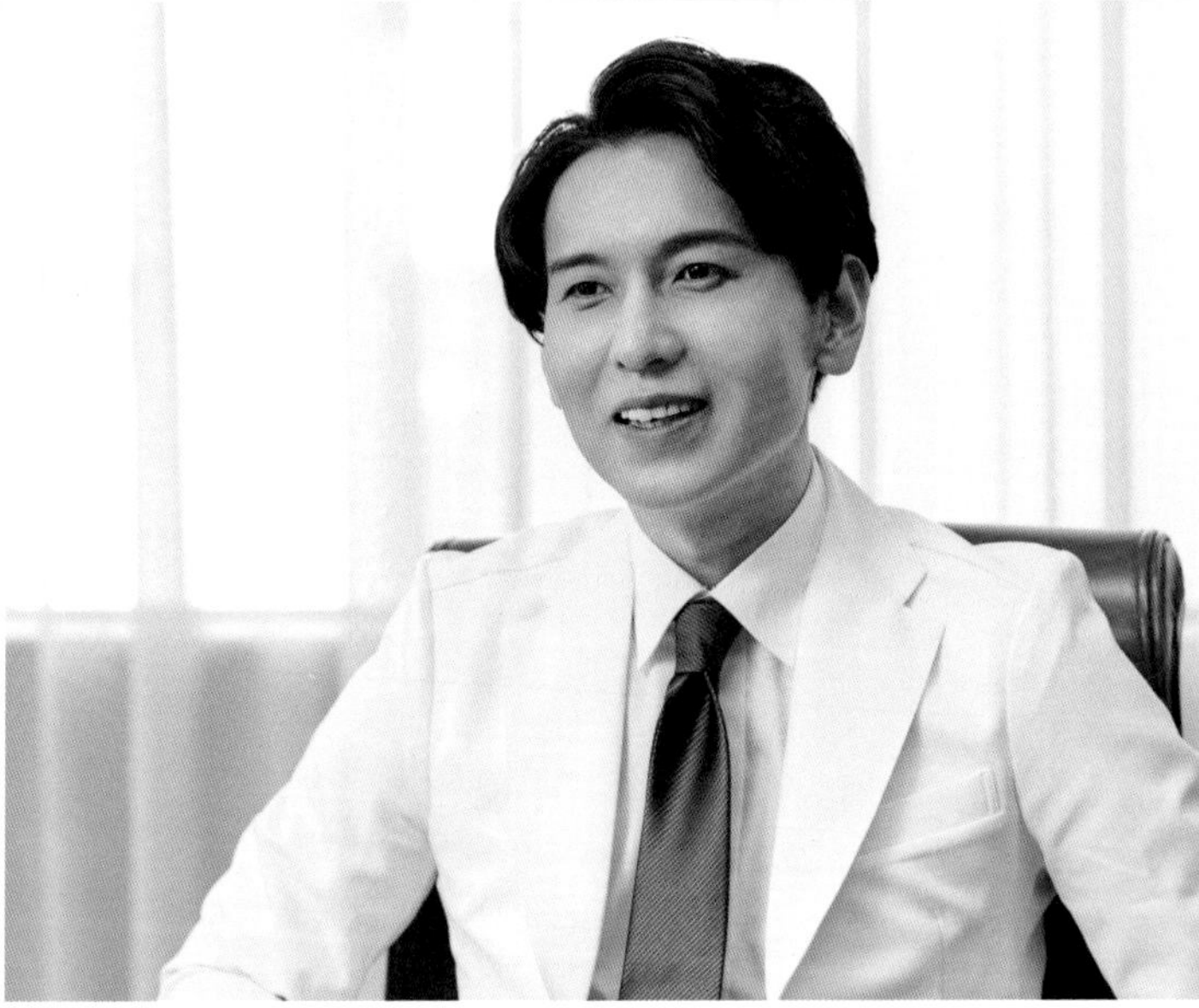
工藤孝文／内科医。大学病院等を経て、現在は福岡県みやま市の工藤内科で地域医療を行う。日テレ「世界一受けたい授業」などTV出演多数。新著は『心と体のもやもやがスーッと消える食事術』。

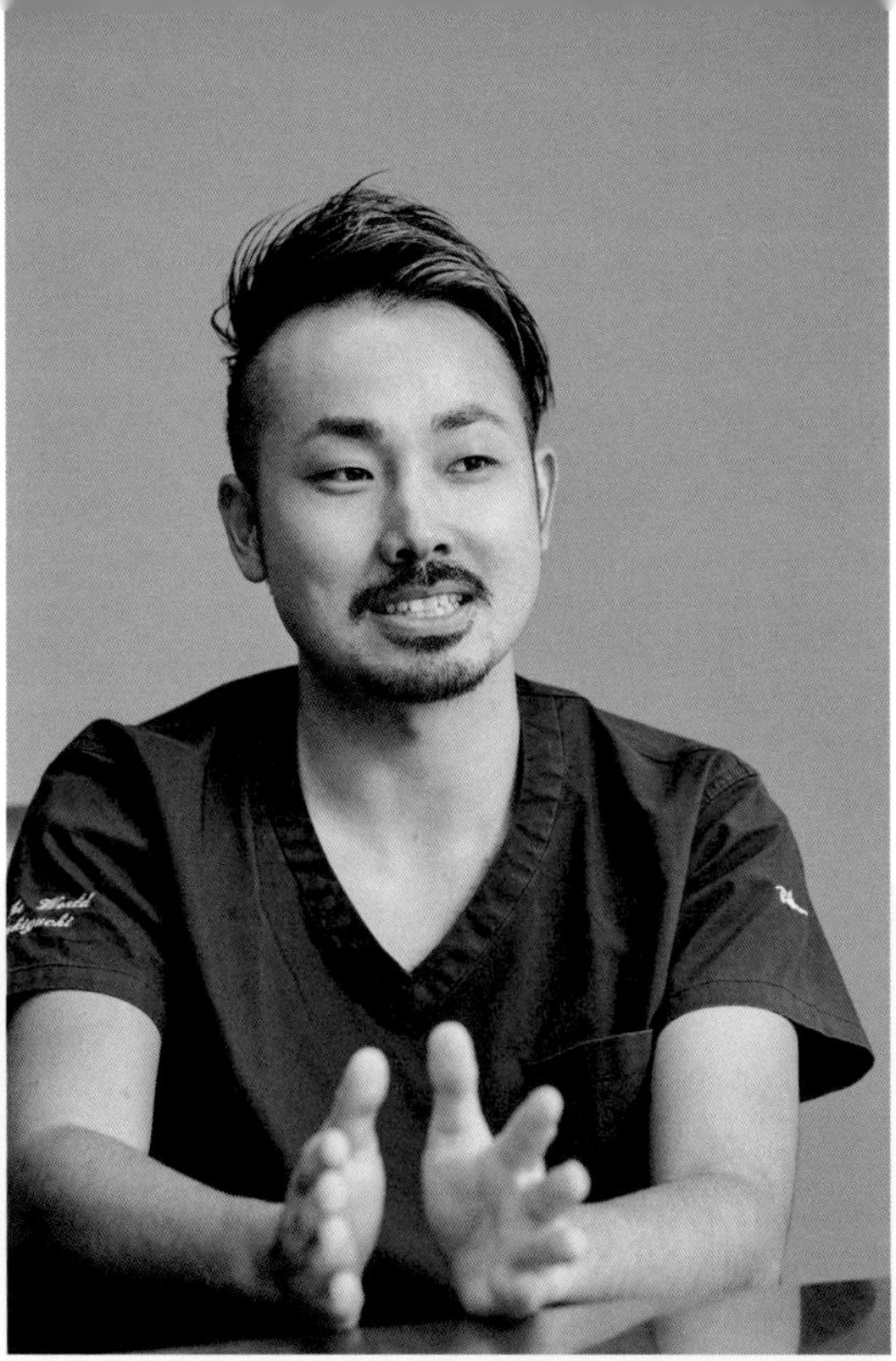

やそれまでの食生活が大きく関係していると考えるほうが自然じゃないでしょうか。

関口　僕もそう思います。今まで何万人も断食指導してきた方々の中で、一例もそんな報告は聞かないですし。

工藤　むしろいまは、なるべく空腹時間を長くして、ミトコンドリアを活性化させて健康になるという考えが主流ですから。アメリカの調査で、毎月丸1日断食を行うモルモン教徒は一般住民に比べて、心臓病の発症率が39％、糖尿病では52％低かったことが明らかになっています。健康上のメリットのほうが圧倒的に大きいといえるでしょう。

断食で胃腸を休ませつつ
NEATで代謝をあげることは、
健康寿命をのばすのに
大きく寄与するでしょうね。

関口　断食で筋肉が減るのを心配される方もいますね。

工藤　1日700キロカロリーも摂らないようだと筋肉量は落ちていくので、運動をして筋力をつけたほうがよいと思います。

おすすめはNEAT

関口　基礎代謝が低かったり元から筋肉量の少ない方には僕も運動をすすめています。ただ「運動でやせよう」と思うと失敗しやすいので、運動は体脂肪率30％を切ってからでいいですよと伝えてます。

工藤　まさに、運動でやせようとするのは困難です。私が患者さんにすすめているのはNEAT（日常生活の動作による燃焼）。1日の総消費カロリーのうち運動は0〜5％で、NEATは25〜30％も占めます。週2回のジム通いより、歯磨きをしながらスクワットしたり、普段から速歩きをしたり、生活のなかで消費カロリーを増やしたほうが断然効率がいい。

関口　断食で胃腸を休ませつつNEATで代謝を上げることは、健康寿命をのばすのに大きく寄与するでしょうね。

工藤　今後の医療の主役は間違いなく予防医学です。いかに患者さんが薬を減らして人生の質を上げていくかが大事になってきます。私は断食を「体のマインドフルネス」と捉えているんです。崩れたバランスを中庸に戻すために体を一度空にする養生法、と。

関口　一度無にすることで心身が整う、というのは東洋医学の叡智ですね。今日は刺激的なお話をありがとうございました。

ここが知りたい！Q&A

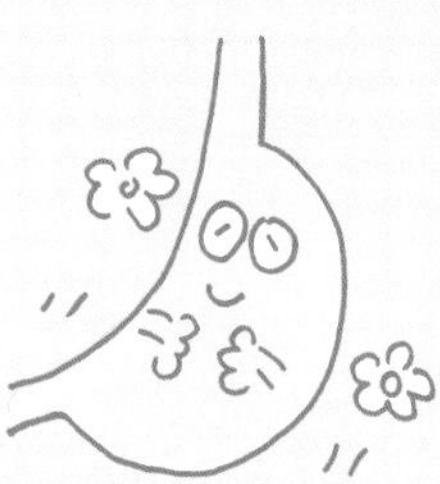

【不食日について】

Q　初めての断食実践日。お腹の音が鳴り止まなくて、電車のなかや職場で恥ずかしく、耐えきれずにランチを食べてしまいました。何か、いい解消法はありますか？

A　解消法は、時間薬以外にありません。お腹が鳴るのは、これまで適正量以上に食べて大きく太らせてきた胃が元の大きさ（こぶし2個分程度）に戻ろうと、必死にがんばっている証拠です。月曜断食を続けて、胃が小さくなるまでの辛抱です。

Q　ずっと飲んでいるサプリメントがあります。不食日に飲んでもいいですか？

A　サプリメントは栄養補助食品で食事と一緒に摂ることに意味があります。ですので、不食日に必ずしも飲む必要はないと思いますよ。

Q　断食の日に頭痛がします。市販の鎮痛剤を飲むために、少し食べ物を食べてもいいでしょうか？

A　不食日に限らず、月曜断食実践中はできるだけ薬に頼らないで過ごすのが望ましいです。というのは、不食や糖質を控えた良食によって起こる体の不調や変化は、いままさに体が変わろうとしているサイン。「壊して、治す」と考える東洋医学に対し、薬は「閉じ込めて、治す」という西洋医学の考えに基づいて開発されたもの。せっかく動き出した体の変化を薬で封じ込めてしまってはもったいないといえます。整腸剤や皮膚疾患用の塗り薬も同様です。ただし医師による薬の処方を受けている方は、担当医の指示に従ってください。

Q　不食日を、今週は火曜日に、来週は水曜日というように、週ごとに曜日を変えてもいいですか？

A　1週間を1サイクル×4回で1クールと設定している月曜断食は、曜日を固定しているとリズムがつくりやすいというメリットがあります。しかし、予定に合わせて不食日を変えるのがNGではありません。その場合でも「不食

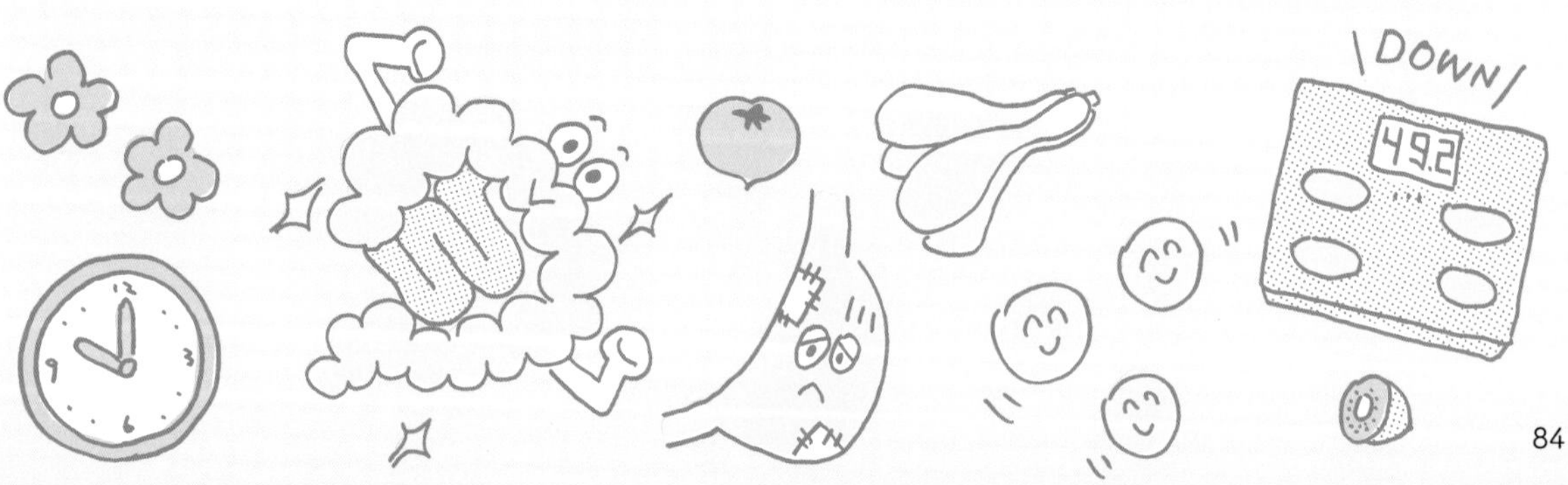

→良食→美食」の流れは変えないでください。

Q　美食日は2日連続じゃないとダメですか？　仕事の都合で、木曜と日曜にしたいのですが……。

A　美食日を分けるのは問題ありません。ただし、不食日の翌日が美食日にならないように注意してください。不食日のあとは必ず回復食、良食日をはさみましょう。

Q　急な会食などで、不食日の翌日の夜が美食になるときの対策はありますか？

A　夜であっても回復食日の美食は避けたいところですが……やむをえないときもありますよね。そんなときは、体にダメージを残さない食べ方・飲み方を実践するいい機会として捉えましょう。

メニューが選べるなら、サラダ、枝豆、刺身など、より素材の原形に近いものを選びます。野菜の天ぷらやステーキも原形に近いですが、油や塊の肉は消化に時間がかかるので少量にとどめましょう。また、あらかじめ「食べ終える時間」を決めておくと食べすぎを防止できます。もし、食べすぎてしまったら、翌日の夜断食で調整しましょう。

Q　事情があって不食日をつくれない週は、夜断食を2日行うのでもいいですか？

A　夜断食を週2〜3回行うことで、1日断食したのとほぼ同様の効果が期待できます。断食をすることが目的ではなく、胃を空にして胃腸を休ませる時間をいかにつくるかが大事です。臨機応変に取り組んでみてください。

【食事について】

Q　月曜断食を開始して2カ月。朝のヨーグルトに飽きました……。

A　飲むタイプのヨーグルト（無糖）はどうでしょうか？　乳酸菌などの必要な栄養素は、ヨーグルトと同様に摂ることができます。回復食レシピを毎朝のメニューにしたり、だしベースのスープやスムージーなどもたまに取り入れて、気分を変えてみるのもおすすめです。

Q　ヨーグルトは好きだけど、アレルギーで果物が食べられません。朝はヨーグルトだけでもいいですか？

A　ヨーグルトだけでもいいですが、果物から摂取できる酵素やビタミンなどを、野菜や納豆などの発酵食品で補ったほうが栄養バランス的に望ましいでしょう。

Q　市販のサラダのドレッシングは使わないほうがいいですか？

A　あまり使いすぎなければ、好きなものを使ってかまいません。何事も適量が肝心です。味覚が敏感になってき

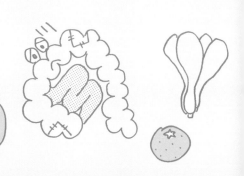

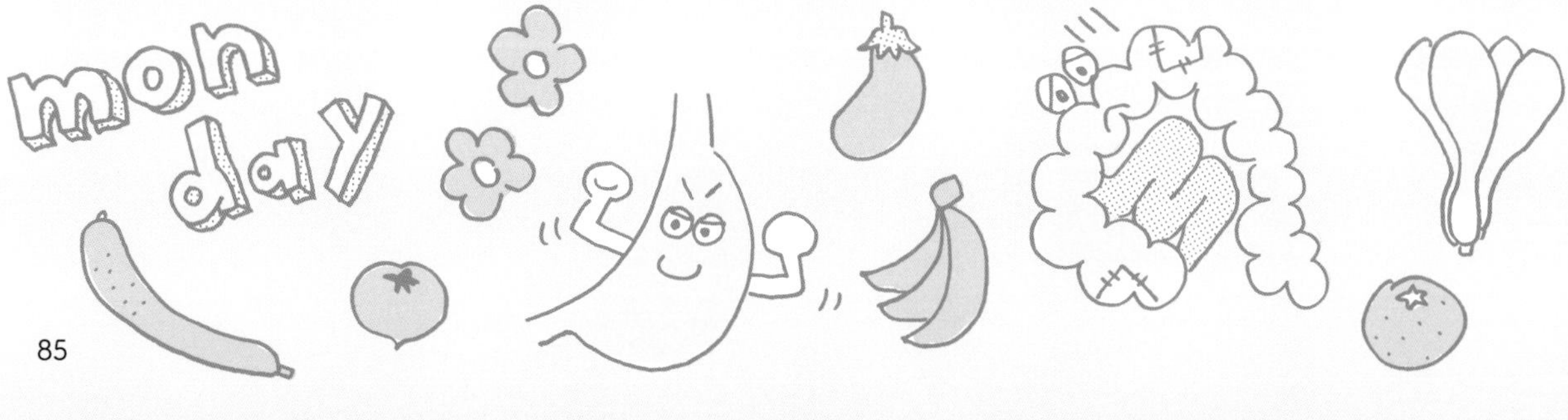

たら、天然の塩とオリーブオイルのほうが美味しいと思えるようになっているかもしれませんよ。

Q　早く結果を出したいので、美食日を良食日としてもいいですか？

A　月曜断食は100メートル走ではなく、マラソンです。あまりストイックにやりすぎて息切れを起こすより、ゆったりしたペース配分で余裕を持ってゴールしましょう。もちろん、「美食日でも今日は野菜をたっぷり食べたい！」と思えば、その気持ちを大事にするのはかまいません。ただし、タンパク質不足にならないように気をつけて、体との対話を忘れないでくださいね。

【トラブル編】

Q　月曜断食をはじめて2週間。以前より寒がりになった気がするのですが……。

A　熱を生み出す力が弱くて冷えやすい瘀血《おけつ》タイプ・水滞タイプの方は、より冷えを強く感じることがあります。まずは、白湯を飲んで体を冷やさないようにすること。先にふれた温冷浴（59頁参照）に加えて強くおすすめしたいのが、「朝風呂」です。40℃くらいのお湯に5〜10分つかることで交感神経のスイッチがオンになり、代謝が上がって冷えにくくなるとともにやせやすくなります。

Q　月曜断食をはじめて1カ月を過ぎたあたりから、頻繁にゲップが出るようになって困っています。

A　原因は2つ考えられます。1つは、気滞タイプの人に、ゲップなどの症状がよく見られます。もう1つは、腸の働きが悪く、ガスが逆上してゲップが出ることがあります。どちらにしても、月曜断食を続けて体質が変わってきたら、症状は改善されると思います。

Q　月曜断食をはじめてから抜け毛が増えたような気がします。抜け毛の原因のひとつとして栄養不足や糖質制限などがあると知りましたが、このまま続けて大丈夫でしょうか？

A　月曜断食は、1週間のなかで健康を維持するために最低限必要な栄養素は摂取できる構成になっているので、ご安心ください。抜け毛の原因としては、夜更かしや睡眠不足、スマホなどのデジタル機器依存、ストレスのほうが大きく関係するので、まずはそこを見直しましょう。東洋医学では抜け毛や薄毛の原因は血の不足があると考えるので、以下の食材を意識的に摂ってみてください。

血を補う食材［野菜：ほうれん草、小松菜、みつ葉　果物：いちご、キウイフルーツ、柑

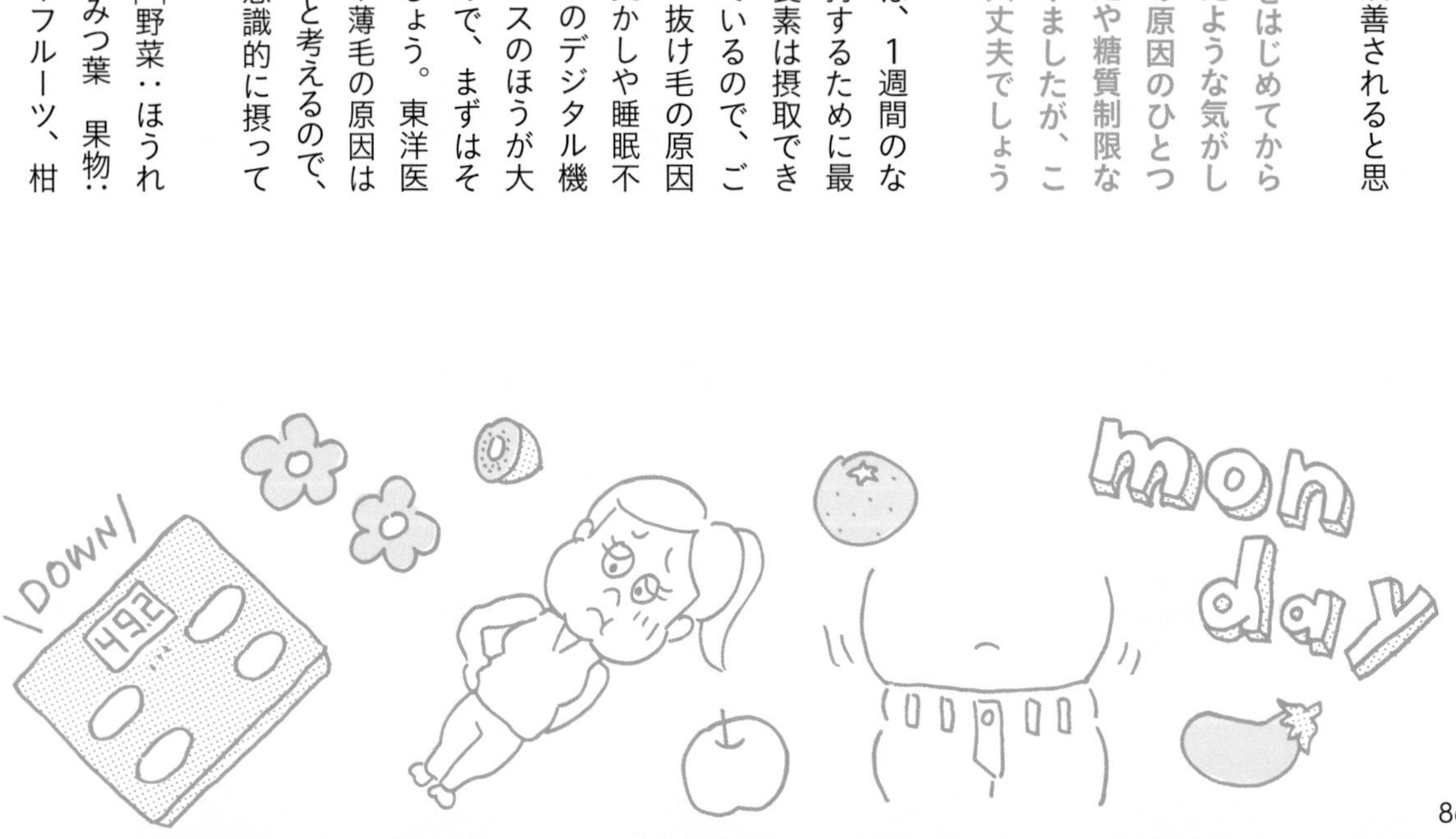

橘類　タンパク質：黒豆、ひじき、黒キクラゲ」

Q　月曜断食を1カ月して、PMSは軽減した気はするのですが、逆に生理痛がひどくなってしまいました。考えられる原因と対処法は？

A　PMSには気の流れ、生理痛は血の流れが大きく関与します。気血の流れはセットであることが多いですが、先に気の流れがよくなってPMSは改善したものの、血の流れの改善にはもう少し時間がかかるために生理痛のみが気になっている可能性が高いと考えられます。生理痛には冷えが大きく関与しているケースが見受けられるので、温食・温活を取り入れることで改善しやすくなるでしょう。

Q　不食日のあと宿便が出ると思って楽しみにしていたのに、便秘気味でガッカリです。

A　宿便は必ずしも出るとは限りません。消化器で食べ物が腐敗しがちな湿熱タイプは、断食によって解熱され、老廃物が宿便として出やすい傾向がありますが、湿熱以外のタイプは、気・血・水の流れがよくなることで、違う形でデトックスが行われますので安心してください。

［その他］

Q　やせ型で胃弱の夫。体力のない人でも月曜断食で体質改善できますか？

A　やせ型で冷え性、疲れやすいタイプを東洋医学では「虚証」といいますが、月曜断食は太り気味でアクティブな「実証」の方に向いた体質改善法です。もとからやせている虚証の方や、極端に体力のない方は、まずは適度な運動と良質なタンパク質の摂取を心がけ、基礎代謝を上げることを意識した生活を送るのがいいでしょう。そして夜断食から徐々にはじめるのがおすすめです。

Q　昔、摂食障害で食事を受け付けない時期がありました。その反動で過食症にも苦しみ、いま現在はどうにか落ち着いています。そういう過去がある人も、月曜断食に取り組んでよいでしょうか？

A　月曜断食は結果が出やすいため、「もっともっと」と必要以上に食事を制限しすぎたり、数字に一喜一憂して0か100のような食べ方になってしまうと危険です。極端すぎるやり方は心身の調子を崩す原因になります。ご自身の傾向で不安を感じているのであれば、まずは、不食日を設けず、月〜金曜までを良食で過ごし、土日はしっかり美食を楽しむ。そのリズムをつくるところからはじめてみてはいかがでしょうか。それだけでも、体にとって適量・適正な食べ方が身につきます。

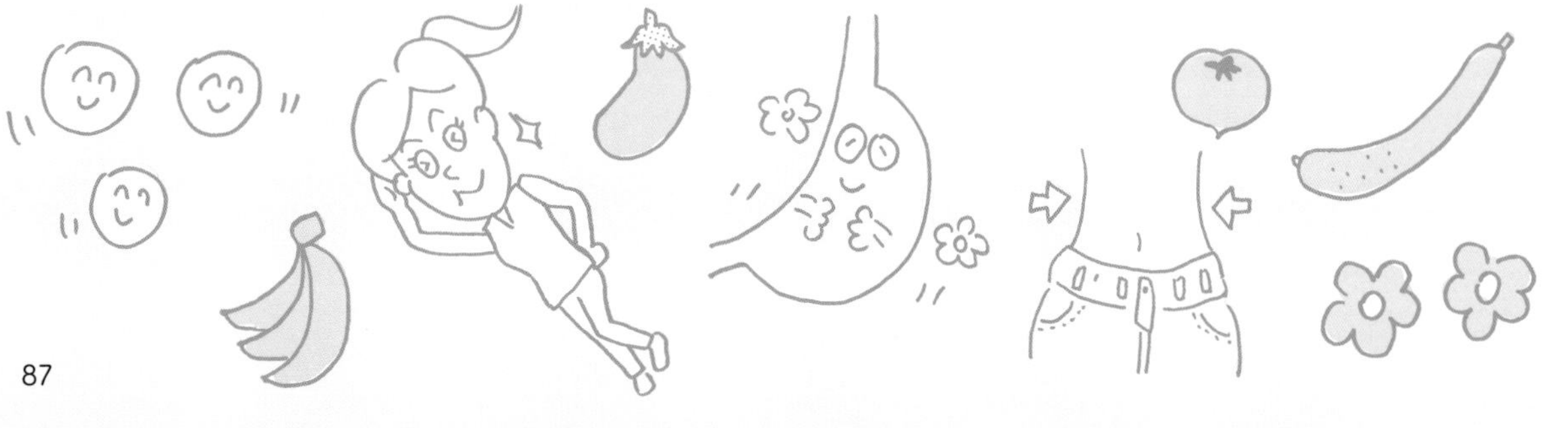

月曜デトックスキャンプ
体験記
2泊3日

ドーミーインがキャビンタイプの宿泊施設で展開する月曜断食者向けの特別プランに本書ライター今富夕起が初挑戦。「キレイになる」ための秘密基地に潜入！

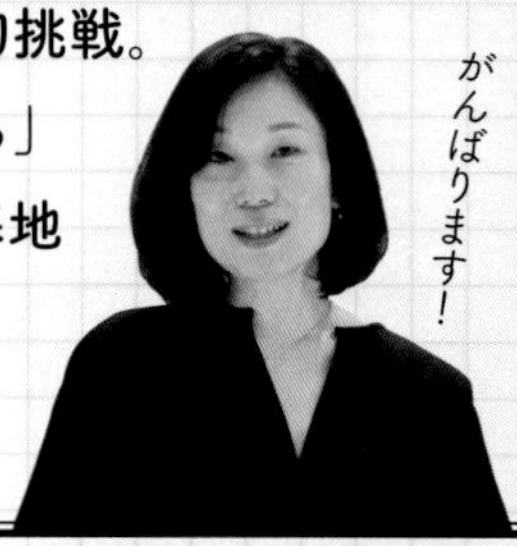

「誘惑のない場所で不食日を過ごすとラクだよ〜」と、月断メイツに教えてもらったのが、「global cabin 東京水道橋」などで展開する2泊3日の「月曜デトックスキャンプ」プラン。キャビンタイプの客室って何？　という疑問はさておき、いいものは試さなきゃ損。早速予約をとり、とある日曜の夕方、JR水道橋駅へGO！

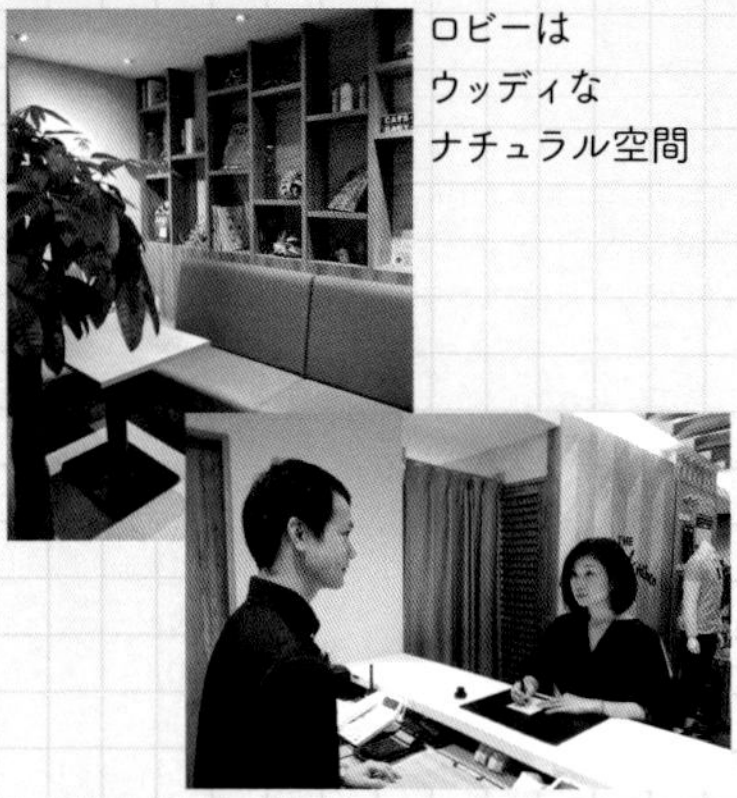
ロビーはウッディなナチュラル空間

　駅から徒歩1分。東京ドームの目の前で迷うことなく到着。やや緊張しながら2階の受付に入ると、あら、明るい。若いスタッフもみんなにこやかでとても感じがいい。リストバンドキー、スムージーを受け取り、プラン専用の貸し出し品『月曜断食』の書籍と体重計はキャビンに届けてもらうことにして、まずはフリーラウンジへ。滞在中は、ここにあるデトックスウォーターなどが飲み放題。平日の昼はこちらのスペースがチョップドサラダがメインのレストラン「Ginsai Kitchen」になるそうなので、ランチ難民になりがちな月断メイツとしては要チェックだ。

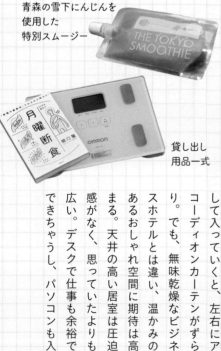

青森の雪下にんじんを使用した特別スムージー

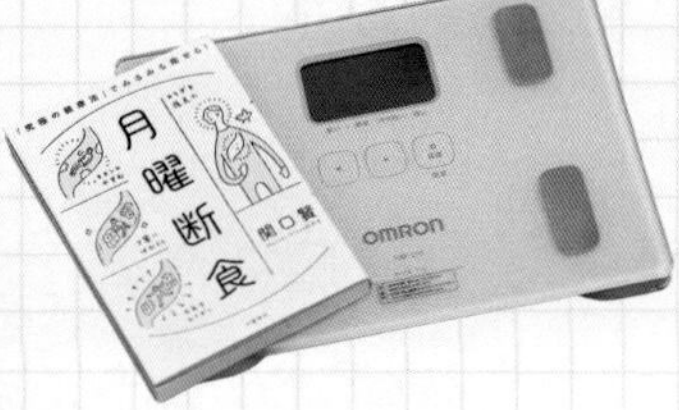

貸し出し用品一式

　デトックスウォーターを2杯飲み、落ち着いたところでキャビンへいざ！　エレベーターはリストバンドキーをかざすと停止可能階にのみランプがつくという万全のセキュリティ。キャビンフロアへの扉もリストバンドキーで解錠して入っていくと、左右にアコーディオンカーテンがずらり。でも、無味乾燥なビジネスホテルとは違い、温かみのあるおしゃれ空間に期待は高まる。天井の高い居室は圧迫感がなく、思っていたよりも広い。デスクで仕事も余裕でできちゃうし、パソコンも入

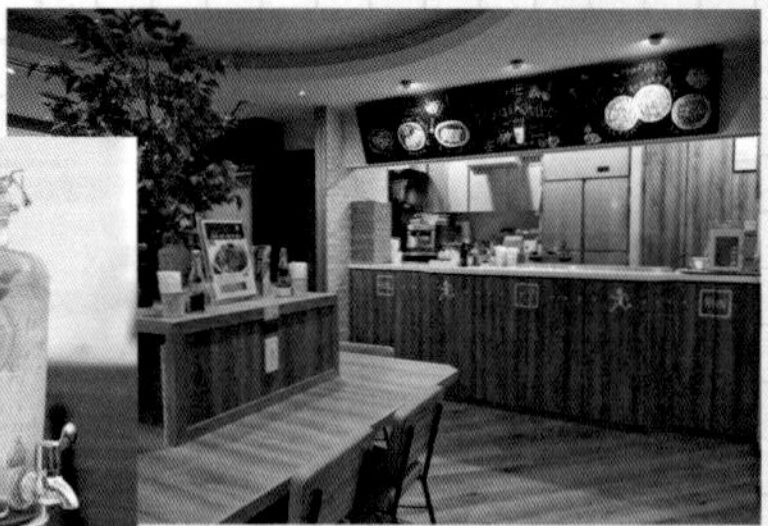
野菜メニューが充実したキッチン

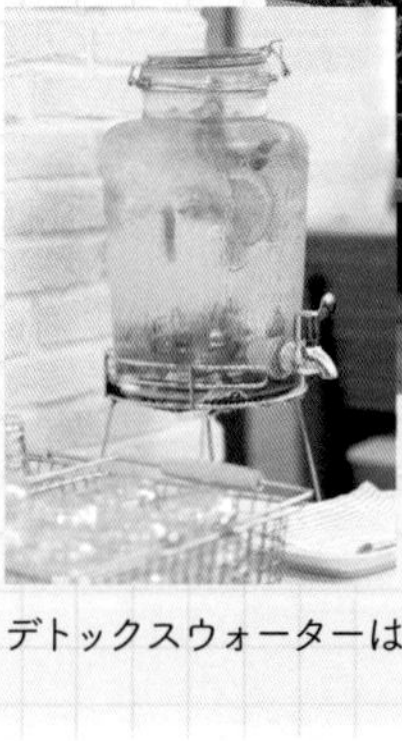
デトックスウォーターは飲み放題

る深型セーフティボックスも完備されていて安心だ。

　カプセルベッドはほどよく狭くて暗い〝おこもり空間〟。足元にテレビ、枕元にはイヤホン、コンセント、USBソケットまで。ものぐさな私は行き来がラクそうな下段ベッドにしたけど、上段は、子供の頃に憧れた二段ベッドのような秘密基地気分が味わえそう。

　ひと息ついて、夕食にともらった「SNOW CARROT〜ふかうら雪人参〜」を飲む。素材の甘さが体にしみわたって美味しいけれど、これだけじゃ足りないよ〜。いそいそと近場のコンビニへと出かけ、チキンサラダを買い足したら、キャビンに戻ってお風呂だ！

　勢いのいいシャワーでさっぱりしたら、余裕で足が伸ばせる広々とした岩の浴槽でちょっとした温泉気分。シャンプー類や基礎化粧品は揃っているし、ドライヤーはナノケア！　他にも、枕、冷蔵庫代わりの保冷バッグ、スチームアイロン、マンガの貸し出しもあり、「あったらいいな」というものはひと通り揃っているのがすごい。

　早朝から入浴できるので、月曜の朝は関口先生おすすめの朝風呂で代謝を上げてから仕事に向かい、夜には再びこちらに戻っておこもり。ここにいれば誘惑は少なく、すぐ横にもなれるし、集中して本も読めて、不食日のつらさも半減！　スムージーも火曜の朝に飲むには適量で、朝食の準備いらずなのもありがたい。まさに仕事をしながら来られる〝都会の断食道場〟。都内在住だけど、また、泊まりにこようっと。

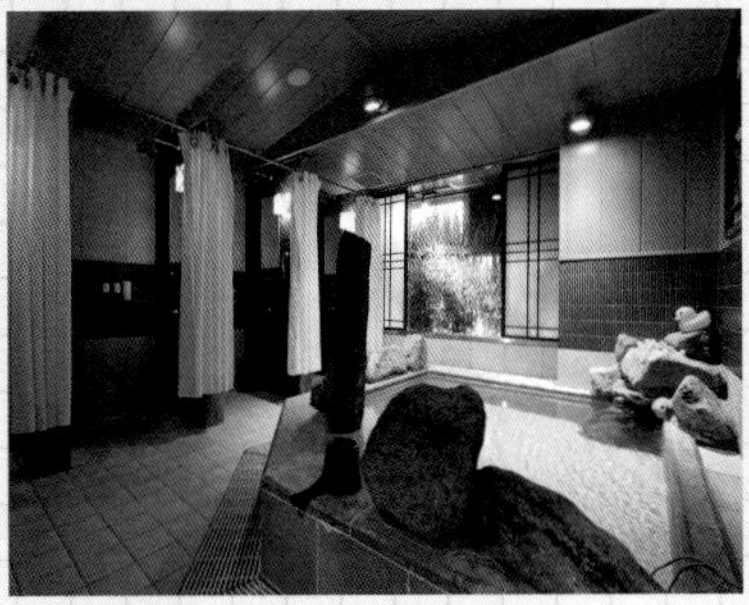

ゆったりリラックスできる大浴場

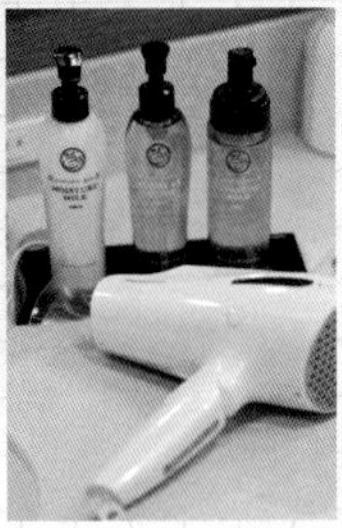

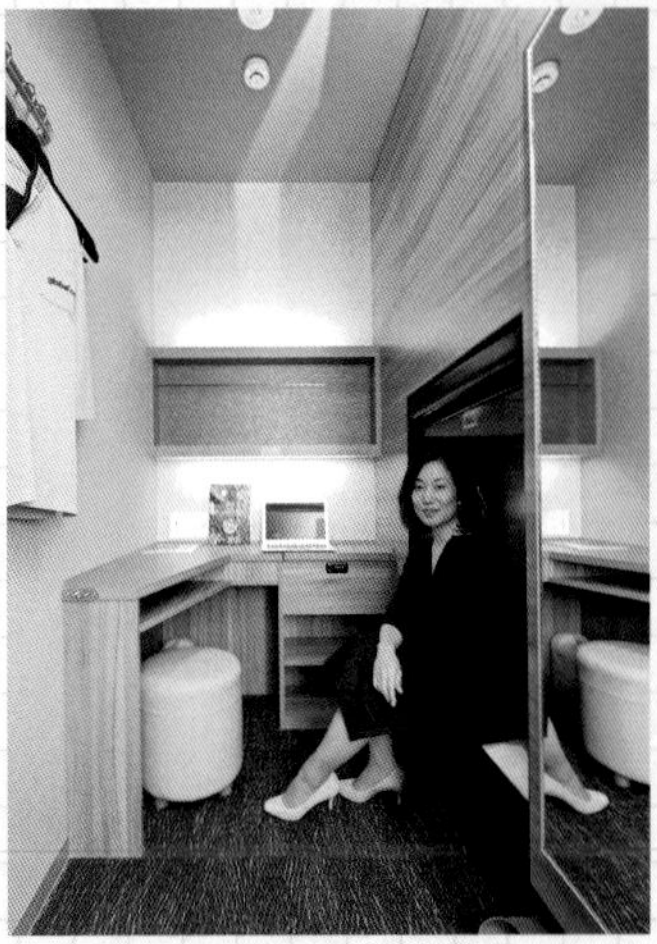

まるでキャンプ感覚

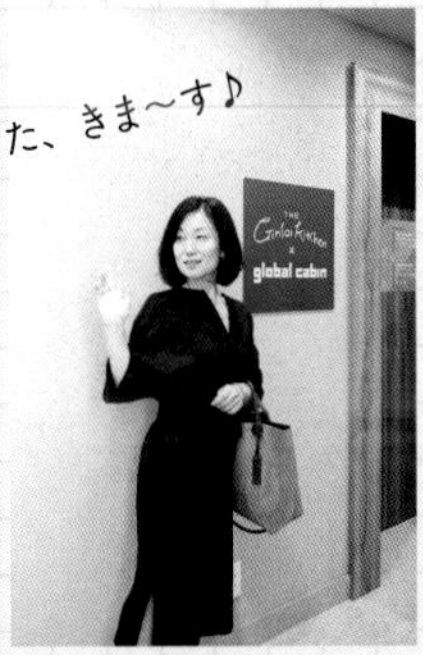

また、きま〜す♪

---

global cabin 東京水道橋
東京都文京区後楽 1-2-2　03-3816-5489
アクセス：JR水道橋駅西口より徒歩1分　IN 17：00／OUT 10：00

月曜デトックスキャンプ
2泊3日 ¥10,200（税込）〜
【プラン特典】THE TOKYO SMOOTHIE「SNOW CARROT 〜ふかうら雪人参〜」×3個、チャコールウォーター×1個
デトックスウォーターは2Fレストランにて、17〜25時、6時30分〜10時の間、ご自由にお飲みいただけます。希望者には、書籍『月曜断食』、体重計を貸し出し。
・1泊2日プランもあり　¥5,100（税込）〜

他の実施店舗
global cabin 東京五反田
03-3442-9686
global cabin 横浜中華街
045-226-5489
ドーミーイン・global cabin 浜松
053-451-5489

目標の体脂肪率を達成したら……
『体重維持型』メニュー

体は［体重→体脂肪率→体型→体質］の順に変わっていきます。最初に体重が落ち、体重の数字が動かなくなってきたなと思うと今度は体脂肪率が落ち、どちらも足踏みしているなという頃に体型が引き締まります。これを何回か繰り返すうちに、「肌がきれいになった」とか「疲れにくくなってきた」など、体質の変化が少しずつ感じられるようになっていきます。

体質を根本からしっかり変えるには最低でも2カ月、瘀血・水滞タイプは3カ月くらいはかかります。

ベーシックメニューで断食を4回繰り返した体は、いま、まさに体質が変化しはじめているところ。この流れを止めないためには、2カ月目以降の食べ方が重要になってきます。

2カ月目以降のメニュー選びの基準は、**ベーシックメニューを4週間終えた時点での体脂肪率**です。まず、理想の体脂肪率（19頁参照）に到達しなかった方は、これまで通りベーシックメニューをもう1カ月続けましょう。5kg程度減量できたかどうかもひとつの目安になります。月曜断食に体が慣れてきて、大幅減量に向けて加速をつけたい方は、次頁の上級編に挑戦するのもよいでしょう。

目標の体脂肪率を達成された方は、下記の「体重維持型」メニューで、月曜断食という一生モノの養生法を自分の生活になじませていきましょう。体重維持型メニューでは、良食日昼の炭水化物がOKとなり、夕食は野菜メインの料理からおかずのみに変わります。

3カ月目以降は、体重維持型メニューを続けてもいいですし、ここまでの2カ月間で身につけた、自分にとっての快適な食べ方にシフトしてもOKです。最低でも月1回の不食日を設けるようにすると、体調のよさを維持しやすいでしょう。

体重維持型メニュー

	月曜日｜不食	火曜日｜良食	水曜日｜良食	木曜日｜良食	金曜日｜良食	土曜日｜美食	日曜日｜美食
朝	断食	回復食 or 旬の果物とヨーグルト	旬の果物とヨーグルト	旬の果物とヨーグルト	旬の果物とヨーグルト	好きなもの	好きなもの
昼	断食	回復食 or 好きなもの	好きなもの	好きなもの	好きなもの	好きなもの	好きなもの
夜	断食	おかずのみ アルコールOK	おかずのみ アルコールOK	おかずのみ アルコールOK	おかずのみ アルコールOK	好きなもの アルコールOK	好きなもの アルコールOK

1食の量はこぶし2つ分。毎日1.5～2リットルの水を飲むのが共通ルール。

『上級編・大幅減量』メニュー

「上級編・大幅減量」メニューは、ベーシックメニューに夜断食を1回プラスし、美食日は土曜日の1回のみに設定してあります。**2カ月で7〜10kgの減量を目指す方、もしくは体脂肪率40%以上の方に向けて考案したメニュー**です。1週間のなかで空腹の時間をより長くすることで、脂肪燃焼をさらに加速化させていくことが狙いです。

　大幅減量を叶えるために、あるいはスタートダッシュ時の緊張感があったほうががんばりやすいなら、最初から上級編メニューに挑戦するのもアリです。ただし、上級編と名付けてあるように、これまでとは食生活が激変する分、最初は戸惑いが大きいかもしれません。それに、月曜断食による〝食べないグセ〟が身についていない段階では、メニュー構成をハードに感じてしまい、それが大きなストレスになる可能性もあります。まずはベーシックメニューに1〜2週間取り組んで体を慣らしてから、上級編メニューに移行すると、スムーズにいくでしょう。

　また、2カ月目は最初の1カ月を乗り切った達成感から気がゆるみ、食事の内容、1日に飲む水の量、睡眠など、すべてにおいてルーズになりがちな時期。最初の緊張感を取り戻したい方も、ぜひ「上級編」にトライしてみてください。

　注意事項としてお伝えしておきたいのは、**夜断食をした木曜日の翌日、金曜日の朝と昼は回復食の位置付けになる**という点です。回復食ではくれぐれも、炭水化物や糖質の多いものは食べないように、心して取り組みましょう。

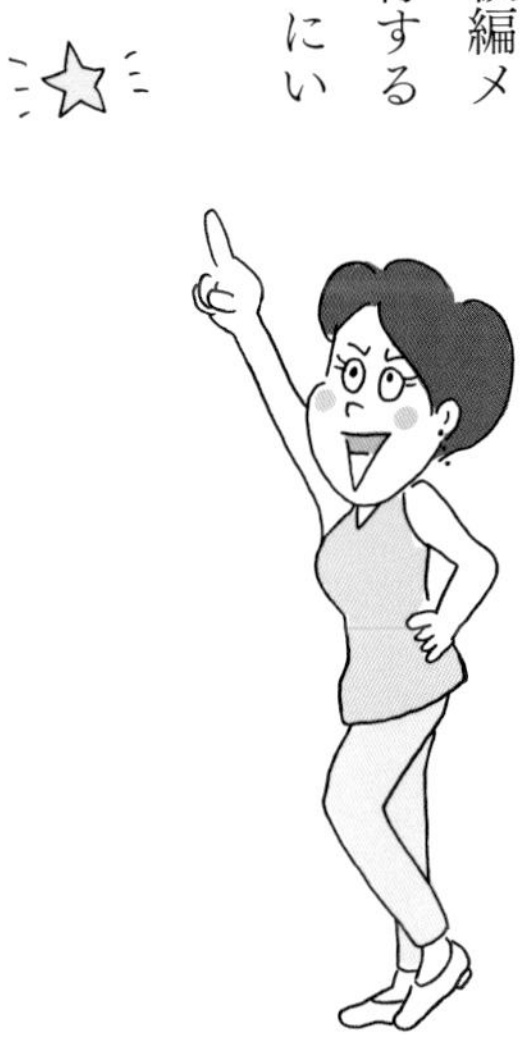

上級編・大幅減量メニュー

	月曜日｜不食	火曜日｜良食	水曜日｜良食	木曜日｜良食＋不食	金曜日｜良食	土曜日｜美食	日曜日｜良食
朝	断食	回復食 or 旬の果物とヨーグルト	旬の果物とヨーグルト	旬の果物とヨーグルト	回復食 or 旬の果物とヨーグルト	好きなもの	旬の果物とヨーグルト
昼	断食	回復食 or おかずのみ	おかずのみ	おかずのみ	回復食 or おかずのみ	好きなもの	おかずのみ
夜	断食	野菜スープ／サラダ／蒸し野菜／野菜メインの料理 アルコールOK	野菜スープ／サラダ／蒸し野菜／野菜メインの料理 アルコールOK	断食	野菜スープ／サラダ／蒸し野菜／野菜メインの料理 アルコールOK	好きなもの アルコールOK	野菜スープ／サラダ／蒸し野菜／野菜メインの料理 アルコールOK

月曜断食は一生の友

「月曜断食は、一生続けていきたい体調管理術」

「何をしても中途半端だったのに、月曜断食だけはやりきれた。もう一度、自分を信じられるようにしてくれた月曜断食は、私の精神安定剤です」

　全国の月断メイツさんたちからそんな声がたくさん寄せられてきました。月曜断食がダイエットの枠に収まらず、日々の体調管理の方法として実践者の人生の伴走者になったら、これほど嬉しいことはありません。

　月曜断食には、理想とする体重や体脂肪率を目指し、数カ月間、抱えている不調を積極的に改善していく**〝治療期間〟**と、ある程度目標が達成されたあと、快適な体と心を維持していく**〝養生期間〟**があると、僕はとらえています。目標を達成した方には、**体重の維持は体調の維持**につながりますよ、とお伝えしています。養生期間では、毎週の断食はお休みしていても、胃が小さくなっているので毎食の分量は控えめにできたり、食べすぎたときは夜断食で胃腸を休めることが自然とできたりと、多くの方が自分でバランスをとれるようになっています。

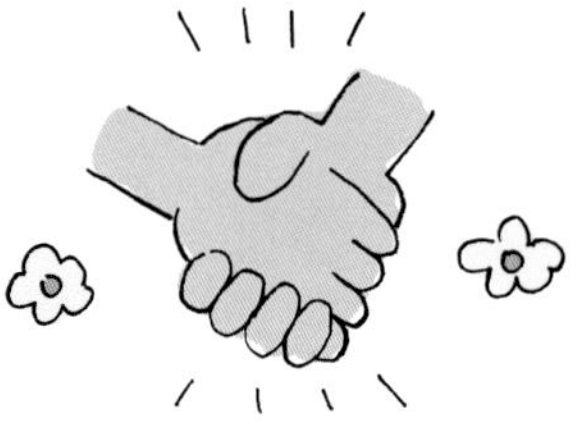

　月曜断食で身につけた生活習慣――**「毎日お水をたっぷり飲む」「なるべく日付の変わる前に寝る」「野菜を中心に良質なタンパク質で食事を構成する」「日々、自分のできた点を認める」**などを続けることは、最高の養生となるでしょう。

　月に1回不食日をつくったり、夜断食を時々取り入れている方は容易に体重・体脂肪率をキープできています。また数カ月の養生を経て、再び1～2カ月ベーシックメニューに取り組む方もいます。その人の体質や生活スタイルに合うかたちで月曜断食を習慣として落とし込む――そうやって自分専用の養生法を手に入れられたとき、月曜断食は文字通り〝一生の友〟となります。あなたの心身を支えてくれる、掛け替えのない親友になるでしょう。

COLUMN

適正体重とは

月曜断食のゴールはいつですか？　と尋ねられることがあります。年齢、体質、男女差や活動量からくる適正体重は人それぞれ。やみくもに体重を落とし続ければいいわけではありません。

　ひとつの目安は、理想の体脂肪率に近づいた後、夜しっかり眠れて朝スッキリ起きられる「中庸」の状態をキープできているかどうか。やせすぎると体力がなくなり、冷えが強くなったり睡眠トラブルが出やすくなります。体がもっとも快適な状態こそが適正体重です。中庸が崩れたら、また月曜断食で戻しましょう。

月曜断食で、できること

食を大切にし、
心から
楽しめるようになる

明るく、
前向きになる

身軽になって
行動力が増す

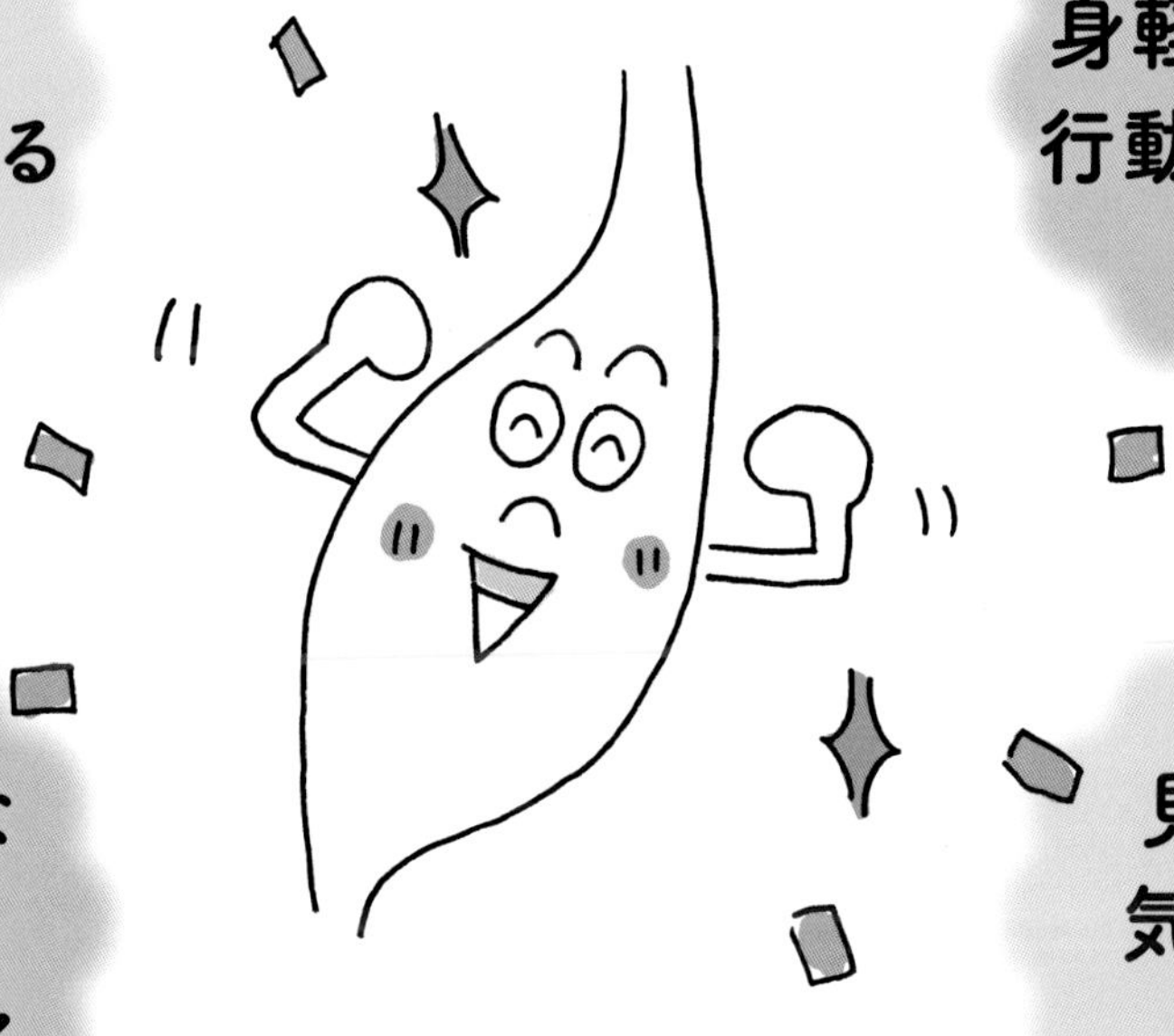

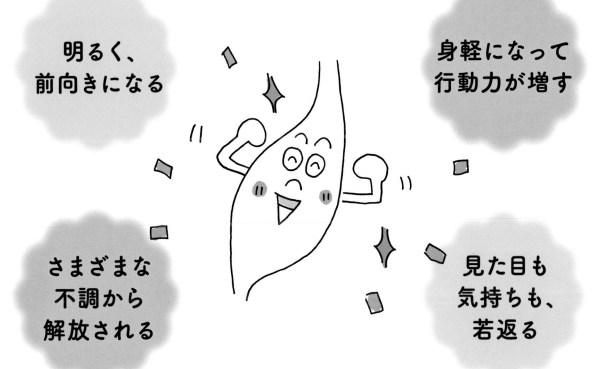

さまざまな
不調から
解放される

見た目も
気持ちも、
若返る

着られる服が広がり、
おしゃれができる

あとがき

「月曜断食」は、僕が鍼灸師として向き合ってきた何万人もの方々の体の声から生まれたものです。

　疲れやすさ、イライラ、気分の落ち込みといった体のアラートから、病気が発症する手前の「未病《みびょう》」状態まで、体の声に耳を傾けて胃腸を休ませることで、多くの不調が改善してきました。

　体にのしかかっていた重荷が取れて身軽になると、心も軽やかになり、人生までもが動き出す――そんな幸せをたくさんこの目で見てきました。だからこそ、僕は月曜断食が多くの方に受け入れられると信じていましたし、たとえ時間がかかったとしても、世の中に広がっていく確信がありました。

　幸い前著『月曜断食』は大反響を呼び、多くの方に読んでいただけましたが、そこで嬉しい誤算もありました。それは、月曜断食の実践者たちがその成果をＳＮＳでどんどんシェアしてくれたことです。

　気づけば、「月断メイツたちはみんなやさしいね」といわれるような、互いに励まし合い、高め合うコミュニティができあがっていました。この場を借りて、メイツのみなさんに、感謝の気持ちを伝えさせてください。

　そして本書では、料理研究家のリュウジさんが「月断レシピ」の考案を引き

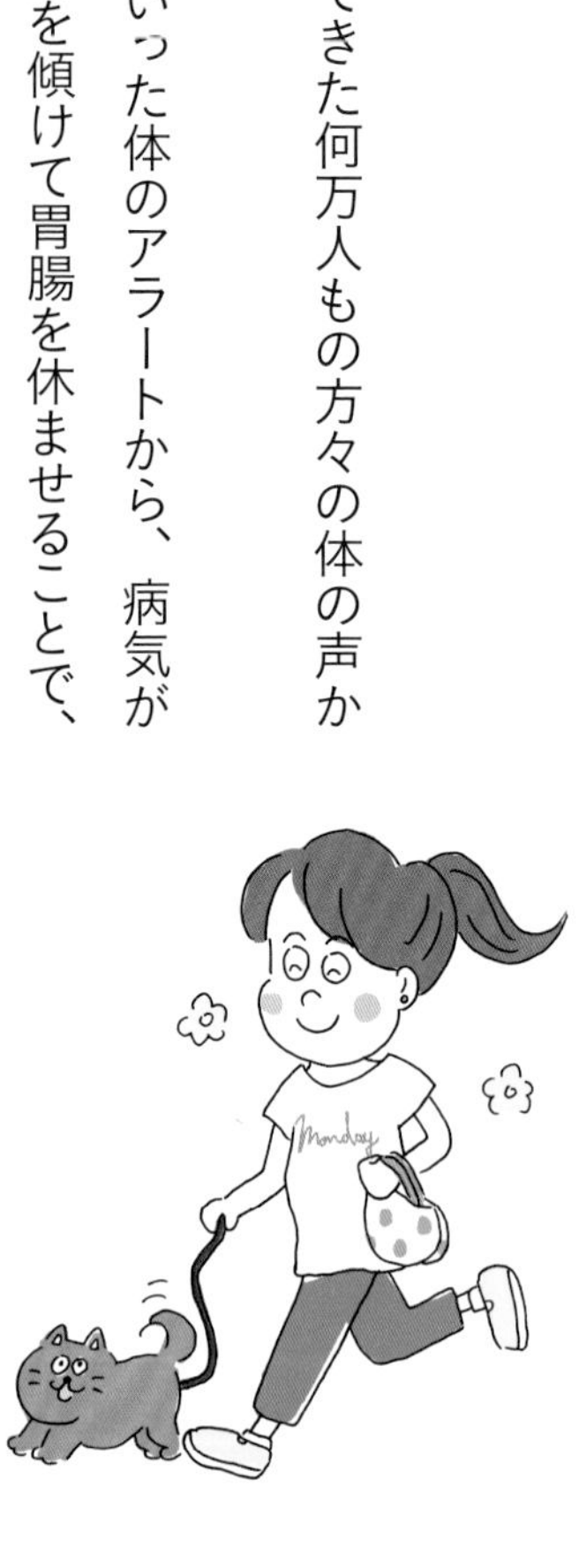

受けてくださったことにより、みなさんからの要望の多かったレシピを多数掲載することができました。

じつは、リュウジさんとは同郷で年齢も近く、妻の手料理を「これ、美味しい」と絶賛するとリュウジさんのレシピだったことが度々あって、以前からご縁を感じていました。超多忙であるにもかかわらず「胃腸に負担のかからないレシピを」という僕のお願いに応えてくださり、リュウジさん史上〝最高にヘルシーなレシピ〟を完成させてくれました。この場をかりて心から御礼申し上げます。

また、非常に刺激的な対談の機会をくださった工藤孝文先生、前著からお世話になっているライターの今富夕起さんはじめ、本書の誕生にご協力いただいたすべての方々に感謝いたします。

最後に、いつも僕を支えてくれている「Harriet Ginza」スタッフのみんなにも、ありがとうを贈ります！

僕にはひとつ夢があります。それはいつの日か広辞苑に、「月曜断食＝食べることを楽しみながら、胃腸をしっかり休ませる養生法のこと。」と掲載されること。

月曜断食が社会のなかで文化として定着する日まで、僕はがむしゃらに走り続けます!!

関口　賢

関口賢（せきぐち・まさる）

1985年、千葉県千葉市生まれ。Harriet Ginza（旧関口鍼灸治療院）総院長。高校はサッカーの名門・市立船橋でサッカー漬けの日々を送り、2007年、東京メディカル・スポーツ専門学校鍼灸師科卒業。中国式鍼治療専門店ハリー（HURRI）の王尉青先生に憧れ、弟子入り。2010年、関口鍼灸治療院 HEAL the WORLDを銀座に開業。2017年には六本木院、2019年には名古屋院もオープン。歌手・モデル・タレントなどのボディマネジメント・ダイエットアドバイザーとしてサポートし、プロサッカー選手、プロゴルファーのトレーナー活動などでも活躍。のべ約9万人の臨床経験を生かし、時代に合った新たな鍼灸の確立をめざす。

HP https://getsudan.jp/
ツイッター @masarusekiguchi

料理監修 リュウジ
スタイリング 岡本春香
写真 志水隆（料理写真、リュウジ氏）
石川啓次（p.88-89）
平松市聖（p.5、p.80-83）
とんこ（p.78-79）
装画 寄藤文平
本文イラスト WOODY
デザイン 野中深雪
構成 今富夕起
編集 山本浩貴

月《げつ》曜《よう》断《だん》食《じき》ビジュアルBOOK

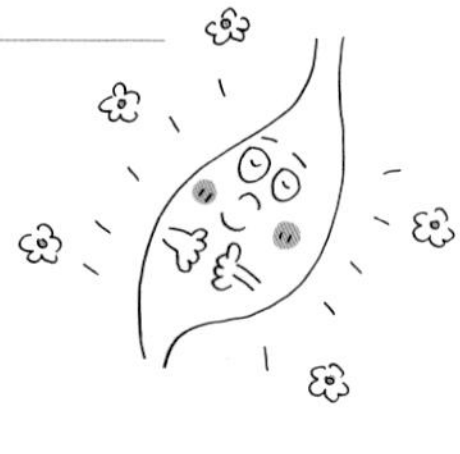

2020年2月15日　第1刷発行
2020年3月1日　第2刷発行

著　者　関口《せきぐち》 賢《まさる》
発行者　鳥山靖
発行所　株式会社 文藝春秋
〒102-8008　東京都千代田区紀尾井町3-23
電話 03-3265-1211（代）
ＤＴＰ　エヴリ・シンク
印刷所
製本所　大日本印刷

ISBN978-4-16-391167-0
Printed in Japan